审思斋幼幼论丛

儿科肝病证治

汪受传　刘玉玲　著

全国百佳图书出版单位
中国中医药出版社
·北　京·

图书在版编目（CIP）数据

儿科肝病证治 / 汪受传，刘玉玲著．—北京：

中国中医药出版社，2022.7

（审思斋幼幼论丛）

ISBN 978-7-5132-7422-7

Ⅰ．①儿…　Ⅱ．①汪…　②刘…　Ⅲ．①中医儿科学—

肝病（中医）—辨证论治　Ⅳ．① R256.4

中国版本图书馆 CIP 数据核字（2022）第 031939 号

中国中医药出版社出版

北京经济技术开发区科创十三街 31 号院二区 8 号楼

邮政编码　100176

传真　010-64405721

保定市中画美凯印刷有限公司印刷

各地新华书店经销

开本 787×1092　1/16　印张 13.5　彩插 0.5　字数 225 千字

2022 年 7 月第 1 版　2022 年 7 月第 1 次印刷

书号　ISBN 978－7－5132－7422－7

定价　62.00 元

网址　www.cptcm.com

服务热线　010-64405510

购书热线　010-89535836

维权打假　010-64405753

微信服务号　zgzyycbs

微商城网址　https://kdt.im/LIdUGr

官方微博　http://e.weibo.com/cptcm

天猫旗舰店网址　https://zgzyycbs.tmall.com

如有印装质量问题请与本社出版部联系（010-64405510）

《审思斋幼幼论丛》简介

《中庸·第二十章》曰:“博学之，审问之，慎思之，明辨之，笃行之。”是故本论丛以“审思斋”名之。

向古今中医前辈医家取经，向当代儿科同道求宝，以现代儿科临床问题为标的，谨慎思考，有得而后施。《中庸·第二十章》又云:“有弗问，问之弗知，弗措也；有弗思，思之弗得，弗措也……果能此道矣，虽愚必明，虽柔必强。”《审思斋幼幼论丛》集萃了汪受传教授及其弟子传承弘扬江育仁中医儿科学术流派，问道求是的心灵思考和实践历程。有跟师学习心得，有理论求新探索，有辨证论治思路，有方药应用体会，有以中医药处治当代儿科各类疾病的系统总结。五十载学术探求的成果，以 13 个分册集中奉献给中医儿科人，希望能对推进中医儿科学术进一步发展产生积极的影响。

《审思斋幼幼论丛》是汪受传教授从医 50 年学术研究和临床实践的系统总结，丛书集中了汪受传教授博学、审问、慎思、明辨、笃行的学术成果。丛书共 13 个分册,《江育仁儿科学派》是汪受传教授对于业师江育仁教授学术建树的系统整理;《汪受传儿科求新》反映了汪受传教授儿科理论和实践探求的主要成就;《汪受传儿科医案》选辑了汪受传教授临证医案;《儿科古籍撷英》是寻求古训采撷精华的积淀;《儿科本草从新》《儿科成方切用》分别介绍了应用中药、古方于现代儿科临床的经验体会;《儿科肺病证治》《儿科脾病证治》《儿科心病证治》《儿科肝病证治》《儿科肾病证治》《儿科温病证治》《儿科杂病证治》则对于儿科各类常见疾病的病因病机、治法方药、防护康复以及临床心得进行了全面的介绍。

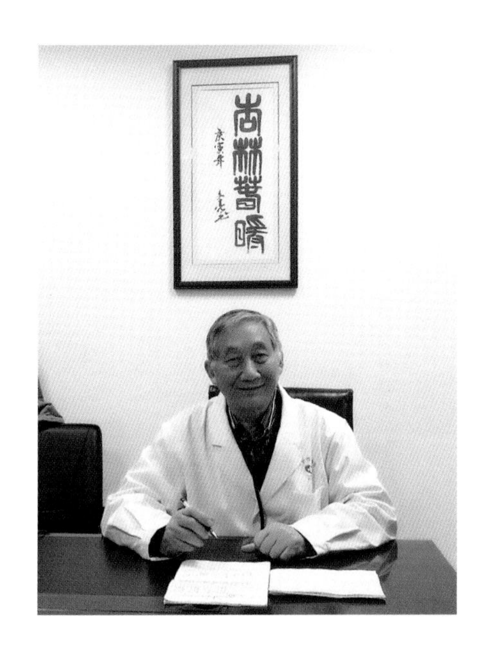

图 1　汪受传教授
（2016 年）

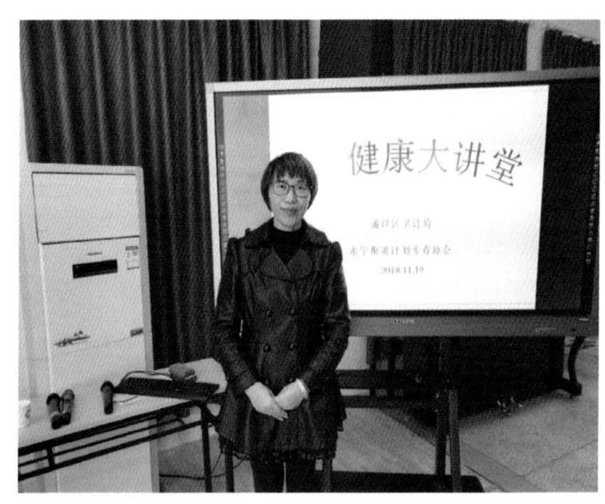

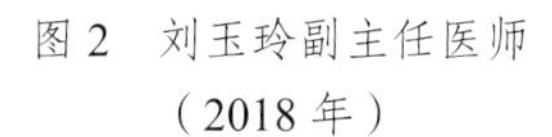

图 2　刘玉玲副主任医师
（2018 年）

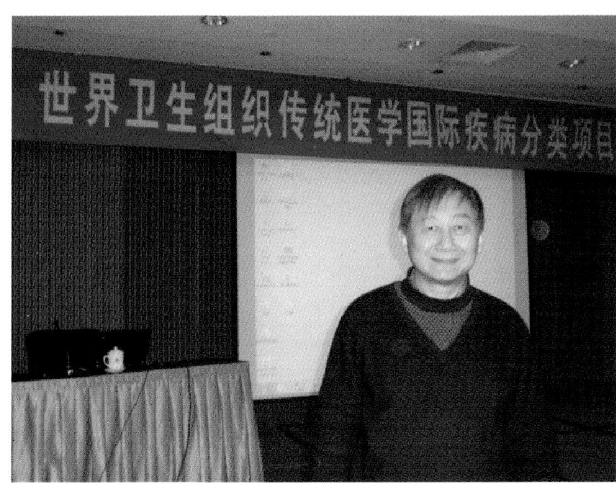

图 3　汪受传教授参加
WHO-ICD 11 版编制工作
（2015 年）

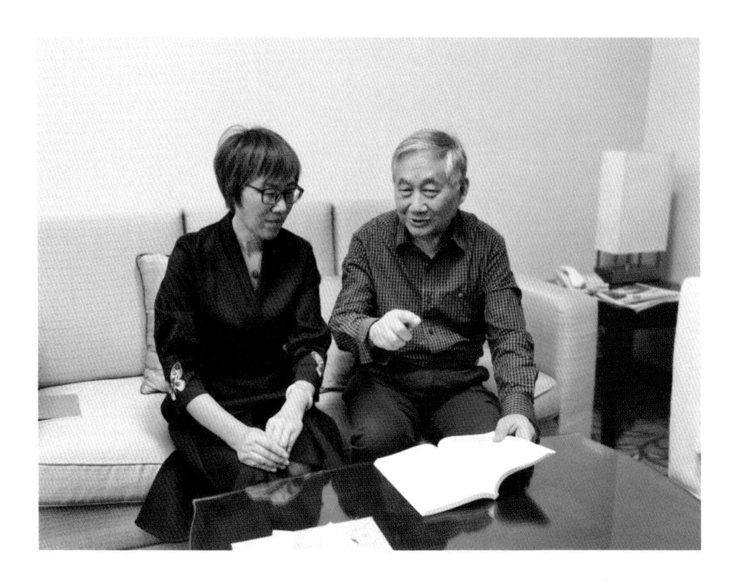

图4 汪受传、刘玉玲讨论学术问题（2018年）

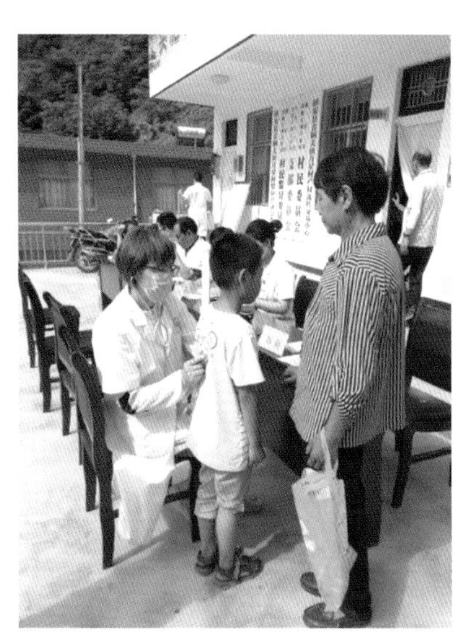

图5 刘玉玲副主任医师在陕西省镇安县参加扶贫医疗服务（2019年）

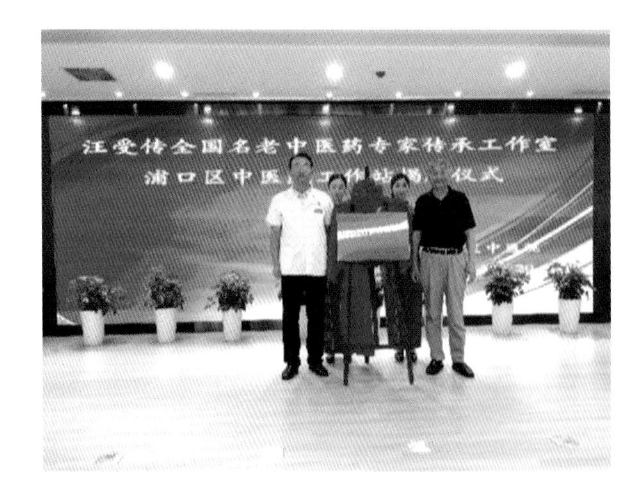

图6 汪受传全国名中医浦口区中医院工作站挂牌仪式（2018年）

自　序

余踏入岐黄之路已半个世纪。自 1964 年进入南京中医学院（现南京中医药大学），历经六年本科苦读、九载乡里摸爬，1979 年再回母校，先后以研究生、学术继承人身份两次跟师江育仁教授，方得步入儿科殿堂。

每思及历代先贤，之所以学有所成、造福社会，无不出于心系普罗众生。昔扁鹊入赵为带下医、入秦为小儿医，皆为黎民百姓之计；钱乙初辞翰林医学、再请免太医丞，盖为乡里小儿救厄。“老吾老，以及人之老；幼吾幼，以及人之幼。”（《孟子·梁惠王上》）视患者如家人，方成精诚之大医。

仲景六经论伤寒、脏腑论杂病，叶桂卫气营血辨温病传变，吴瑭三焦析温病证候，皆属留神医药、精究方术之得。吾师江育仁教授 20 世纪 30 ～ 50 年代潜心痧、痘、惊、疳，60 ～ 70 年代悉心肺炎、脑炎、泄泻、疳证，80 年代后又专心厌食、复感，是为应时顺势，尊古求新之典范。时代更易，儿科疾病谱不断变化，前辈医家发皇古义、融会新知、与时俱进，值得我辈效仿。

余 20 世纪 60 年代踏入医门，70 年代行医乡间，迭进大小、中西医院，无知无畏，已经独立处治流行性乙型脑炎、流行性脑脊髓膜炎、肝脓肿、麻疹肺炎合并心力衰竭等危重病症，深感前人留下的珍贵医学遗存，若是运用得当，确有回天再造之功。而且小儿虽为孱弱之躯，但脏气清灵，辨证施治得当，随拨随应绝非妄言。再经回校随大家深造，遂立志以弘扬仲阳学术为己任，应对临床新问题，博采各学科新技术，革故鼎新，献身幼科。

老子《道德经·第二十五章》云：“人法地，地法天，天法道，道法自然。”一句“道法自然”揭示了“道”的最高境界，就是遵循“自然而然”的客观规律。上古几十万年的探索，5000 年的文明记录，载入了我们中华民族与疾病做斗争的历史成就。时至今日，虽然我们已经能够九天揽月、五洋捉鳖，但正确认识和处理危害人类健康的疾病仍然任重道远，儿科尤其如此。面对临床新情况、新问题，我们需要不断去探索其发生发展的规律，寻求治未病、治已病之道，这是我们中医儿科人的历史使命。

我们这一代中医儿科人，传承于20世纪中医儿科大家，有一定的中医理论与临床积累，又接受了现代相关学科的知识，经历了20世纪下半叶以来的社会变化、儿科疾病谱转变，刻苦求索，形成了承前启后的学术积淀。希望本套丛书作为我和我的门生在学术道路上“博学之，审问之，慎思之，明辨之，笃行之”（《中庸·第二十章》）的真实记录，留下一代中医儿科人问道求是的历史篇章。其是非曲直、璧玉瑕疵，恳请同道惠鉴。

南京中医药大学附属医院
汪受传
壬寅于金陵

前　言

“肝者，将军之官，谋虑出焉。”肝为刚脏，喜条达，在志为怒，其性勇武，故喻之将军之官。肝主疏泄，调畅人体气机升降浮沉，又应春木升发之性，潜发未萌，故又主谋虑。

肝居于胁里，藏血，主疏泄，主筋，其华在爪，开窍在目，与胆相表里。足厥阴肝经循股阴入毛中，过阴器，抵少腹；足少阳胆经贯膈络肝属胆，循胁里，出气街，绕毛际，横入髀厌中。肝胆病变，常表现为肝体损伤疏泄功能失常，肝胆经脉壅滞气机不利，肝不藏血，阴血亏虚，目失滋养，以及邪毒入于肝胆所致之各种疾病。肝系疾病，有属先天病因产生者，如胎黄迁延的各种病变、肝豆状核变性及部分癫痫；更多则属于后天病因发生的肝胆疾病，如邪毒入侵、犯于肝胆，引起惊风、黄疸、肝痈、急性胆囊炎、急性胰腺炎；情志不畅、肝气怫郁，引起眩晕、胁痛、抽动障碍；肝胆经脉气血痹阻、疏泄失职，引起痹病、痿病、水疝等。

肝之疏泄功能失常，以肝郁、肝火、肝风三者多见。肝郁又称肝气郁结，小儿神气怯弱，智慧未充，所欲不遂，则七情失调，肝气失于条达，表现为胁痛、胸闷、目眩、头晕、情志不畅等证候；肝气郁结，横逆克脾，又常见脘闷、嗳气、呃逆、纳呆、胃脘痛、腹痛等证候。小儿肝常有余，内寄相火，肝气郁结，或素为气郁体质，易郁而化火，或受邪而化热，肝阳内亢，肝火上炎，上犯清窍则眩晕、目赤、面红；热灼肝经，则引动肝风而抽搐、动风。肝脏阴血不足、脾肾亏虚，肝失所养，虚风内生，则出现慢惊风、抽动障碍、癫痫等病证。

现代社会经济发展，医疗条件改善，生活水平提高，古代儿科四大要证之一的“惊”中，风热惊风在临床仍属常见，其他证候的发病率显著降低；黄疸中的湿热黄疸已经大为减少；肝痈因及时治疗，发病亦较为少见。但是一些仍然在儿科高发的慢性肝病，如癫痫、脑性瘫痪等严重危害儿童健康，成为当今医学界关注的热点，近年来发病率不断上升的抽动障碍更引起了家长们的关注。中医儿科人正面对肝病疾病谱的改变，积极开展现代儿科常见肝病的研究，对惊风、癫痫、脑性瘫痪、痿病、抽动障碍等疾病的辨证论治、多种疗法应用方面不断取得进展，同时在胁痛、肝痈、急性胰腺炎、急性胆囊炎、水疝等疾病的治疗方面也显示出了中医药保守治疗的特色和优势。

适应现代儿科临床的实际需要，总结前人及现代中医儿科人对肝系疾病的研究成果，应用本团队建立的循证性中医临床诊疗指南编制技术方法，已经制订了惊风、癫痫、抽动障碍等疾病中医临床诊疗指南。同时，围绕小儿肝病的临床和实验研究在持续开展，研究成果不断产生，相信会给越来越多的肝病患儿带来福音。

虽然现代对小儿肝病的研究不断深入，但在这一领域还有许多难题给我们提出了挑战。难治性癫痫、重症病毒性脑炎后遗症痿病与慢惊风、儿童黄疸中部分阴黄、顽痹、肝豆状核变性等疾病的疗效尚不能令人满意。随着时代的进步，人们对健康的要求不断提升，儿童肝病中一些新的病症发病率逐渐上升，如药物性肝损害、并发于肥胖症的脂肪肝、儿童原发性高血压引起的眩晕、痛风等，给我们提出了新的研究课题。关于以上这些疾病的古代文献记载不多、论述欠详，现代研究成果更少。我们中医儿科人必须更多地关注这些儿科肝病疑难病，以提高临床疗效为中心，加强研究和总结。

本书系统介绍了儿童肝系疾病源流、病因病机、诊疗方法，在审思心得中，根据我们的理论探索、临床体会对各病种诊治思路与方法进行了具体论述，分享了辨证求因审因论治个体化诊疗的经验体会。但是，中医儿科肝病仍有许多问题需要我们深入研究，攻克儿科肝病疑难病证任重道远，希望同道们共同努力，推进中医儿科肝病诊疗水平的不断提高。

汪受传

辛丑仲夏于金陵审思斋

目　录

绪论

肝病证治概要

肝病是指由感受外邪、饮食劳倦、情志失调、后天失养、正气不足等因素引起肝脏系统发生病理变化所导致的疾病，包括肝之本体损伤、肝胆经络受损及其所主功能失调导致的各类疾病。邪毒侵犯肝胆本体，真脏受损可发为黄疸、肝痈、急性胆囊炎、急性胰腺炎等疾病；肝主筋，凡筋及肝胆经络疾病皆属于肝，筋经异常则可表现为抽搐、强直、震颤、屈伸不利、痿软、麻木等症状，故惊风、癫痫、痹病、痿病、脑性瘫痪、肝豆状核变性、抽动障碍、胁痛、水疝等疾病可归属肝病；肝血亏虚、肝风上犯清阳则可发为头晕、目眩病变。

1. 古籍论肝

对肝脏的解剖位置，我国古代早有认识。如《难经·四十二难》说:“肝重四斤四两，左三叶、右四叶，凡七叶，主藏魂。”《十四经发挥·足厥阴肝经穴歌》云:“肝之为脏，左三叶、右四叶，凡七叶。其治在左。其脏在右胁右肾之前，并胃贯脊之第九椎。”描述了肝脏的解剖和位置。然中医古籍亦有“肝左肺右”之说，如《素问·刺禁论》曰:“肝生于左，肺藏于右。”肝体居右，而其气自左而升；肺居膈上而其气自右而降。肝主升发为阳，肺主肃降为阴。故“肝左肺右”并非指解剖位置，而是指这一生理功能特点。

肝主疏泄：疏泄，即疏通、畅达、宣泄之义。肝主疏泄，是指肝具有疏通、调畅全身气机的生理作用。人体之气血津液运行、情志活动、饮食运化等功能均有赖于肝之疏泄功能。气血的运行，有赖于气的功能，肝气疏泄是气机流畅的关键。《血证论·脏腑病机论》说:“肝属木，木气冲和调达，不致遏郁，则血脉得畅。”又谓:“木之性主于疏泄，食气入胃，全赖肝木之气以疏泄之，而水谷乃化；设肝之清阳不升，则不能疏泄水谷，渗泄中满之症，在所不免。”肝之疏泄功能正常又是脾胃运化调和之关键。

肝体阴用阳：体指本体、实体或主体；用指作用、功用；体用指本体和其功能、作用的关系。体用学说受古代哲学象数理论影响而产生。《素问·金匮真言论》说:“腹为阴，阴中之阳，肝也。”王冰注解云:“肝为阳脏，位处中焦，以阳居阴，故为阴中之阳也。”肝在五行属木，木性阴柔，生发最速，故其体属阴，其用属阳。五行相生关系中，木生火，对应人体肝为风木之脏，以相火为用，亦体现体阴用阳之理。体阴用阳一词，首见于《临证指南医案·肝风》，华岫云按语说：“肝为风木之脏，因有相火相寄，体阴用阳。”此学说对中医学理论和临床有着重要影响。

肝藏血：肝能贮藏血液、调节血量、肝为气血化生之所。“肝藏血”最早见于《黄帝内经》。《素问·调经论》说：“心藏血，肺藏气，肝藏血……”《素问·五脏生成》说：“人卧血归于肝。肝受血则能视，足受血则能步，掌受血则能握，指受血则能摄。”《素问·六节藏象论》曰：“肝者，罢极之本，魂之居也，其华在爪，其充在筋，以生血气。”肝藏血具有化生、贮藏血液和调节血量的作用，其功能的正常通过心主血脉和肝主疏泄的功能来实现。

肝主筋：筋的生理病理与肝的功能密切关联。《素问·六节藏象论》云：“肝者……其充在筋。”《素问·经脉别论》谓：“食气入胃，散精于肝，淫气于筋。”筋的充养有赖于肝的功能正常。《杂病源流犀烛·筋骨皮肉毛发病源流》说：“筋也者，所以束节络骨，绊肉绷皮，为一身之关纽，利全体之运动者也，其主则属于肝。”《风劳臌膈四大证治·中风》云：“筋者，周布四肢百节，联络而束缚之。”肝主筋而主全身之运动。肝经受邪，或肝气虚衰，筋的功能亦受影响。《素问·上古天真论》云：“七八，肝气衰，筋不能动。”《素问·痿论》曰：“肝气热则胆泄口苦，筋膜干，筋膜干则筋急而挛，发为筋痿。”肝体阴而用阳，筋的功能与肝阴肝血的关系尤为密切。筋能起到束骨、系于关节、维持关节正常屈伸运动的功能，而此功能有赖于肝血的滋养，肝血足则筋壮力强，关节屈伸有力而灵活，肝血虚衰则筋力虚衰、屈伸困难发为痹病、痿病。肝风内动，则筋脉功能失常出现肢体挛急抽搐证候。

肝为将军之官，谋虑出焉。肝称为将军之官，由肝的生理病理特点决定。肝属木，在志为怒，性急，与将军之性相类。《黄帝内经素问集注·卷二》谓：“肝气急而志怒，故为将军之官，主春生之气，潜发未萌，故谋虑出焉。”《灵枢·师传》曰：“肝者主为将，使之候外，欲知坚固，视目小大。”肝作为将军之官，通过其主疏泄、调畅气机、疏利气血等功能实现。

所谓肝系，还包括肝经、胆经。《灵枢·经脉》载：“肝足厥阴之脉……循股阴入毛中，过阴器，抵小腹，夹胃属肝络胆，上贯膈，布胁肋，循喉咙之后，上入颃颡，连目系，上出额，与督脉会于巅……是主肝所生病者，胸满，呕逆，飧泄，狐疝，遗溺，闭癃。”明确指出了足厥阴肝经循行的部位，以及相应可能产生的疾病。《灵枢·经脉》又说：“胆足少阳之脉，起于目锐眦，上抵头角下耳后……以下胸中，贯膈络肝属胆，循胁里，出气街，绕毛际，横入髀厌中……是动则病口苦，善太息，心胁痛不能转侧……头痛，颔痛，目锐眦痛，缺盆中肿痛，腋下肿，马刀侠瘿，汗出振寒，疟，胸、胁、肋、髀、膝外至胫、绝骨、外踝前及诸节皆痛，小趾次趾不用。”又论述了足少阳胆经循行的部位，以及相应可能产生的疾病。足厥阴肝经和足少阳胆经病变皆同为肝系疾病。

关于小儿生理病理特点，有肝常有余学说。明代万全提出“五脏之中肝有余”。此学说在生理上指小儿生机旺盛，发育迅速。《育婴家秘·五脏证治总论》说：“盖肝之有余者，肝属木，旺于春。春乃少阳之气，万物之所资以发生者也。儿之初生曰芽儿者，谓如草木之芽，受气初生，其气方盛，亦少阳之气，方长而未已，故曰肝有余。有余者，乃阳自然有余也。”在病理上，肝为阳脏，所生之病多为阳证、热证、实证。《育婴家秘·五脏证治总论·肝脏证治》说：“肝者，足厥阴风木也。木生风，故主风……气热则外生，气湿则内生，此肝病之证也。肝之窍在目，故有病常以目候之，如肝有风则目连札，肝有热则目直视，肝疳则白膜遮睛之类是也。又肝主筋，肝病则筋急，为项强，为搐搦牵引。肝主怒，病则性急大叫，哭甚则卵肿，俗呼气卵是也。肝在下焦，热则大小便难。肝藏魂，肝热，手寻衣领及乱捻物，甚则撮空摸床，此丧魂之病也。”这些论述至今在临床仍有重要的指导意义。

关于肝病辨证，历来宗《小儿药证直诀》为纲领。《小儿药证直诀·五脏所主》说：“肝主风。实则目直，大叫，呵欠，项急，顿闷；虚则咬牙，多欠气。热则外生气，湿则内生气。”“肝主风”源于《素问·至真要大论》：“诸风掉眩，皆属于肝。”儿科肝病主证为“风”，指筋脉拘急、痉挛、抽搐、僵直、痿软而肢体不能自如运动，以及头身摇动、肌肉抽动、头晕目眩等病证。肝病实证表现为两眼发直、大声哭叫、打呵欠、颈项强急、突然痞闷欲绝等症，虚证可表现为咬牙切齿、多叹气。肝气为病外因多为感受邪热引发风动证候、内因多为湿困中焦阻遏肝气疏泄。钱乙的经典论述为我们认识肝病、辨别虚实及其相关病因提供了思路与方法。

钱乙论肝病治法，按以上虚实辨证立法用方。治疗肝病实证主方为泻青丸，方中以龙脑（冰片）散火开窍，合栀子、大黄清泻肝火；羌活、防风疏风散火；当归、川芎养肝息风。“治肝热搐搦，脉洪实”的肝热动风证候，他提出“手寻衣领及乱捻物，泻青丸主之。”即不应等到惊搐出现，只要有神志模糊而两手不自主乱动之惊风早期表现时即可使用。此外，他还有大青膏治风热惊风，利惊丸治急惊风，小惺惺丸治急惊、风痫，蛇黄丸治惊痫，多个治疗急惊风、癫痫等肝病实证的方剂。对于肝病虚证，当用补肝柔肝之剂，曾有认为钱氏未为此立方，其实，《小儿药证直诀·肺病胜肝》中就说：“补肝肾，地黄丸。”可见地黄丸不仅是补肾主方，同时也是补肝方剂，对于肝阴亏虚、阴不制阳之头目眩晕，筋脉失养之痿病，以及多种肝病属肝阴不足证者皆可用之。

2. 审思心悟

肝病可分为肝之真脏，其所属胆、筋、经实质损伤和所主功能失常的各种疾病。各病之间临床表现差异很大，然从肝的生理病理探求，究其相关脏腑虚实，分析其病因病机，然后立法处方，辨证得当，自能收到较好疗效。

肝病病因分先天和后天因素。先天因素多由禀赋不足、母孕期调摄失宜、胎产损伤，后天因素多由感受外邪、饮食不节、情志失调、疾病伤正等。肝及其所属实质性损伤者，多由外感邪毒，循经内舍于肝，侵犯肝胆脏腑，也有先天禀赋异常及后天饮食不节所伤，或病邪流注筋脉，痹阻气血经络，筋脉失养者。肝之生理功能失常多见于后天失养、情志失调、饮食劳倦、疾病伤正等因素，诸因导致肝之气血阴阳不足，或肝气郁结、升降失司而发病。

肝病有肝胆本体损伤者，如黄疸、肝痈、急性胆囊炎、急性胰腺炎等，多由邪毒侵犯而发病，病之初当急予清热解毒，疏利肝胆，或合化瘀祛痰通络等法以祛除邪气。如黄疸发病，初起多为先天或后天湿热、寒湿邪毒入侵，肝胆疏泄失司，胆汁外溢，久则气滞血瘀，肝络阻滞，成为癥瘕。肝痈之发病，总由体内热毒移于肝脏而生，热毒炽盛壅积于肝，毒盛肉腐而成脓，故治疗当以清热解毒、活血散结消痈。急性胆囊炎、急性胰腺炎在儿童发病率虽然低于成人，但因现代小儿饮食不节者增多，也需要引为重视，此两病均与热毒壅结，少阳、阳明合病有关，应用清利少阳、阳明的方法治疗有效。

小儿肝病而功能失常者更为多见。惊风是为“肝主风”的典型病证。急惊风以外感风热或疫疠之邪为主，风火热毒相扇或邪毒内陷厥阴引动肝风；慢惊风则多由急惊风未能及时治疗控制，加之患儿肝脾肾亏虚而发。现代由于治疗及时，慢惊风发病率大幅下降。时邪疫毒所致急惊，以前由流行性乙型脑炎、流行性脑脊髓膜炎、中毒性菌痢等为原发病多见，现已经转为手足口病、流行性腮腺炎及其他病毒性脑炎居多。而由于普通感冒、流行性感冒等引发的“风热动风”在临床则仍属常见病证，需要加大研究力度，发挥中医药预防、治疗的积极作用。

癫痫和抽动障碍均有阵发性肢体、肌肉抽动表现，时发时止。分析其病机多由肝风内动，夹痰为患而发，临证从风痰立论辨证治疗。癫痫辨证，主要围绕风、痰、惊、瘀、虚的病机特点，以发作期定痫、缓解期断痫为原则，息风豁痰为治疗要旨，灵活应用草、虫、石类药，随证配合使用镇惊、平肝、活血、健脾、益肾诸法。抽动障碍发病与风和痰密切相关，以风阳妄动、痰浊内蕴为主要病机，属本虚标实，风痰为标、肝脾肾三脏亏虚为本，治疗以息风化痰为基本法则。

脑性瘫痪以肢体运动功能障碍为主要表现，病因多与先天禀赋有关，证候多虚实夹杂，虚在肝肾、心脾亏虚，实在痰瘀阻滞，治疗当应用中药内服、针灸、推拿、外治、康复等综合手段，方能取得一定疗效。

痿病是肢体筋脉弛缓，软弱无力，日久肌肉萎缩的一类病证。儿科发病多由感受温热之邪为起因，也有因先天禀赋或后天饮食所伤、正气不足产生者。常见病机与邪热伤阴、湿热浸淫、肝脾肾亏损有关，由此导致肌肉筋骨经脉失于濡养而成痿。治疗法则初起邪实者以祛邪为主，久之正虚则常用调理脾胃、益气养血、补益肝肾等法，并同样需采用多种疗法综合治疗。

痹病为肢体经筋病变，发病内因为正气不足，外因则责之风、寒、湿、热侵袭。本病初起多为实证，久病则耗伤正气而虚实夹杂。初起治疗应根据感受风、寒、湿、热之邪的偏颇，分别予祛风、散寒、利湿、清热等法配合使用；病久者则需用化痰活血通络之品，并常与调养气血、补益肝肾等法兼施。

肝病主要分虚实论治。实证者，又常辨外感、内伤之异而分治。外感而起者，由感受邪毒入里，内舍于肝胆，流注于肝经、筋脉，阻滞气血运行，导致毒壅气滞血瘀痰凝，故治疗以祛邪为法，根据热毒、气滞、血瘀、痰湿之不同，分别予以清热解毒、疏肝理气、活血化瘀、祛湿化痰等治法，各因素之间常相互兼夹，临证时要仔细甄别，各治法配合运用；热毒深重时，又当予泻肝利胆，或通腑泄热釜底抽薪以救急。虚证者，多由饮食不节、情志失调，素体亏虚或病久致虚，视肝之气血阴阳亏虚不同，予益气、养血、滋阴、温阳治疗，其中以滋阴、养血较为多用。虚证同时需详辨他脏有无亏虚，有则一并调治，如脾虚肝亢需补脾平肝，肝肾阴虚当肝肾同补。热毒痰瘀等痹阻经络、筋脉者，需予活血化瘀、清热化痰、通经活络等治疗，病久不愈邪滞不去正气亏虚者，又需扶正祛邪并施，且需坚持长期治疗，有条件者还应配合中药外治、推拿、针灸及康复等综合治疗。

儿科肝病常见证候及治法如下。

热盛动风证：高热神昏，两目窜视，牙关紧闭，项背强直，烦闷不安，手足躁扰，肢体抽搐，舌质红绛，舌苔黄，脉弦数，指纹青紫。治以凉肝息风法，用羚角钩藤汤加减。热在卫分与银翘散合用，热在气分与白虎汤合用，热入营分与清营汤合用，热入血分与犀角地黄汤合用，若是瘟疫气营两燔则常与清瘟败毒饮同用。方中羚羊角被《药性切用》谓“为惊狂抽搐专药”，清肝定惊、息风止痉力强，且无毒性，为治疗热盛动风要药。

风痰内蕴证：头晕目眩，胸胁满闷，突然仆倒，喉中痰鸣，肢体抽搐，四肢麻木、瘫痪不用，舌苔腻，脉弦滑。治以豁痰息风，用涤痰汤加减。癫痫风痫证用定痫丸加减，眩晕风痰蒙窍证用半夏白术天麻汤加减，痰走经脉筋络挛急用指迷茯苓丸加减，痰瘀阻滞肢体不用取通窍活血汤合涤痰汤加减。

肝气郁结证：抑郁或急躁易怒，胸闷，喜叹息，胸胁胀痛，食欲不振，恶心呕吐，或项有瘿瘤，或胁下痞块，舌苔薄白，脉弦，指纹滞。治以疏肝解郁法，用柴胡疏肝散加减。常用于胁痛肝气郁结证等。

肝胆湿热证：身目黄疸，口苦胁痛，纳呆呕恶，渴不多饮，发热或寒热往来，尿色黄浊，或见阴痒湿疹，或见睾丸肿痛，舌质红，苔黄腻，脉弦数，指纹紫滞。治以清利肝胆湿热。黄疸阳黄证用茵陈蒿汤加减，急性胆囊炎、急性胰腺炎肝胆脾胃湿热证用大柴胡汤加减，水疝湿热下注证则用大分清饮加减。

肝火上炎证：面色红赤，目赤肿痛，头痛易怒，性情急躁，夜寐不宁，口苦咽干，胁痛吐酸，或有呛咳咯血，小便短赤，大便秘结，舌质红，舌苔黄，脉弦数，指纹紫。治以清肝泻火法，用龙胆泻肝汤加减。肝经火盛者需用龙胆入方，虽然其味大苦，但不用则难以峻泻其火，常用剂量以 1 ～ 3g 为宜，若是瘟疫肝经淫热而头痛如劈、呕恶频频、神昏谵语、抽搐不止时则需用大剂量，笔者最多曾用至 15g，以汤剂从鼻饲管注入胃中，效佳而未见副作用。肝火亢而未盛者用方中黄芩、栀子清泻肝火即可。

肝阴虚证：头晕耳鸣，两目干涩，视物模糊，面颊潮红，咽干口燥，五心烦热，潮热盗汗，或有手足蠕动，舌红少津，舌苔少或薄黄，脉弦细数，指纹淡紫。治以滋补肝阴，用一贯煎加减，方以生地黄、枸杞子、北沙参、麦冬、当归身养肝阴为主，佐少量川楝子疏肝理气清热。若是伴肾阴虚者则用六味地黄丸加减，阴虚风动震颤者用大定风珠加减，阴虚阳亢眩晕者用一贯煎合天麻钩藤饮加减。

肝血虚证：面白无华，唇指淡白，眩晕耳鸣，两目干涩，视物不清或为夜盲，或肢体麻木、肌肉瞤动，或心悸怔忡，舌质淡，舌苔薄，脉细弱，指纹淡白。治以养肝补血，用四物汤加味，常加枸杞子、鸡血藤、阿胶、龟甲胶、知母等。两目干涩，视物不清或为夜盲者可用羊肝丸。

3. 研究进展

现代中医儿科学在各个领域都取得了历史上从未有过的学术发展，其中包括中医儿科肝病学。儿科肝病的发病情况在现代有较大的变化，传统肝病的证候发生率有所改变，又有一些新的疾病和证候在临床大量出现，中医儿科工作者面对现代儿科临床常见肝病进行了多方面的研究探索，认识不断深化，中医药在一些病证中显示出辨证治疗的特色和安全性好的优势。

小儿癫痫历来受到关注。20 世纪 80 年代江育仁教授在《中医儿科学》五版教材中归纳本病病因病机有先天因素、顽痰阻窍、血滞心窍、惊后成痫，证候划分为惊痫、风痫、痰痫、瘀血痫，以及肝肾亏虚、心脾不足，建立了本病现代辨证论治的基本规范。笔者通过长期临床经验积累总结出，癫痫往往证候兼夹、一证为主，发作期豁痰定痫以治标、缓解期化痰断痫以治本的治疗法则，活用草、虫、石治疗各类小儿癫痫的具体方法。董廷瑶教授辨证使用涤痰开窍法、镇肝宁心法、增元益神法、滋阴息风法及豁痰活血法等治疗癫痫，强调初治以祛痰为主，后期以养心安神、滋阴息风调治以培本，防其复发。马融教授认为肾精亏虚是小儿癫痫的根本，重视补肾填精，脾虚是生痰之源，脾虚则痰伏，同时强调健脾化痰，发作时重视化痰开窍、平肝息风治疗，他并牵头制订了《中医儿科常见病诊疗指南·癫痫》2012年版及《中医儿科临床诊疗指南·癫痫（修订）》2020年版。现代对于小儿癫痫有大量的临床和实验研究报道，证实了辨证中药、针灸治疗小儿癫痫的有效性及与西药相比相对的安全性，研制了癫痫动物模型，研究了中药复方、单体、针灸的抗癫痫作用机理，研制出了一批中成药。

20世纪以来小儿惊风的发病情况发生了很大的变化。20世纪50年代江育仁教授已经对传统治疗急惊风、慢惊风的经验做了总结，并在流行性乙型脑炎、泄泻等疾病致惊风治疗实践中彰显了中医药辨证治疗的疗效。对于流行性乙型脑炎，在大样本临床研究总结的基础上，更提出了从热、痰、风论治，以及外风为暑温邪毒外感生风、内风有热极生风与虚风内动，相应的祛风、息风、搜风三大法则。近30年来，过去因疾病迁延而发生的慢惊风已经少见，由于流行性乙型脑炎、流行性脑脊髓膜炎等引起的急惊风也随着原发病发病率的大幅下降而减少，20世纪后期对于流行性腮腺炎引起的脑炎惊风则有临床研究总结报道，继之手足口病产生的脑炎则又引起学界关注。而对于临床更为常见的感冒、肺炎等外感热病初期的“风热动风”在临床仍然常见，成为研究的热点。鉴于急惊风一旦发作，则口服药物难以取得及时止痉的速效，近年来，笔者提出，对于既往有风热动风史的热性惊厥患儿不应待其惊风发作时才去用药，应当截断于先，在风热初起时便给予具有解热镇惊息风的中成药如羚珠散治疗，有退热、镇惊的双重效果，有效地降低了急惊风的发病率。

抽动障碍是近30年来日趋增多的神经精神疾病，受到家长和医学界的重视。中外古代均无此病名，相关论述也少。中医学关于此病的临床研究首先见于1990年卓安华、毕可恩的两篇报道，山东、北京、南京、天津等地的多位专家对此提出了辨证论治的方法。如毕可恩用滋阴疏肝的一贯煎为主方治疗，肖淑琴用健脾化痰的二陈汤为主方治疗，刘弼臣提出从肺论治，武连仲报道用针刺治疗等。应用循证性中医临床诊疗指南编制的技术方法，王素梅教授于2012年牵头研制发布了《中医儿科常见病诊疗指南·多发性抽动症》，提出了本病从肝亢风动证、痰火扰神证、气郁化火证、脾虚痰聚证、脾虚肝亢证、阴虚风动证辨证治疗的方法。笔者认为本病发病与风和痰密切相关，病位主要在肝，与心、脾、肺、肾密切相关，以风阳妄动、痰浊内蕴为主要病机。本病特点为本虚标实，其标为风火痰，风可分为实风和虚风，实风又可分为肝风与肺风、脾风，虚风为肝肾阴虚风动，痰可分为痰火和痰浊，临床从五脏辨证，治疗以息风豁痰为法则，提出了辨证治疗方案。

脑性瘫痪属于中医学的“五迟”“五软”“五硬”范畴，中医药治疗小儿脑性瘫痪研究取得进展，治疗方法不断发展和完善，针对其不同类型、不同证候，运用中药内治、外治、针灸、推拿及康复等综合治疗，形成了逐渐深化的治疗方案。马丙祥教授牵头研制2012年发布了《中医儿科常见病诊疗指南·脑性瘫痪》，提出了本病中药、中成药、推拿、针灸、穴位注射、中药洗浴及熏蒸的综合治疗方案，为本病的规范治疗提供了指导。

还有多种其他儿科肝病，现代都有基于中医药理论认识其病因病机的论述、辨证论治方案的建立，以及不少临床和实验的研究成果报道，推动了中医儿科肝病研究不断向纵深发展。

4. 学术展望

惊风、癫痫在古代、现代都已经有不少学术积累，今后研究应当不断深化。惊风的辨病辨证相结合，即对于西医不同原发病引起的惊风中医如何更加精准辨证要加以探究。癫痫的中药、西药如何扬长避短、协同增效、减少毒性等，不同类型癫痫的治疗如何分别形成优化临床治疗方案，需要深入研究、逐步积累。加强有效中药的药理、毒理研究，包括有效组分、单体的筛选，将能为提高临床疗效、开发有效安全的中成药提供基础。

儿童黄疸病因较多，有胎黄不愈迁延而产生，如常见的巨细胞病毒肝炎、淤胆型肝炎，有先天特禀因素、后天发病者，如遗传性球形红细胞增多症、红细胞葡萄糖-6-磷酸脱氢酶缺陷症、地中海贫血，有后天性肝细胞性、溶血性、阻塞性黄疸，还有药物、毒物中毒性肝病黄疸等。不同原发病产生的黄疸虽然可以采用阳黄、阴黄、瘀黄的基本辨证方法来治疗，但若能总结出不同原发病产生黄疸的辨证治疗专用方案，则更有利于疗效的提高。同时，中医药治疗黄疸包括各类儿童黄疸的疗效机理研究已经逐步开展，相信这方面的工作更能充实黄疸中医药治疗的理论认识，并能促进临床治疗水平的提高。

儿童脑性瘫痪、肝豆状核变性、痿病、痹病等疾病都属于难治性疾病，但国内有些单位坚持数十年的不懈研究，不仅做大了临床，也总结了在现有条件下针对其不同证候的治疗方案，疗效逐步有所提高，这不仅受到患儿家长的欢迎，也为中医儿科难治病治疗树立了榜样。继续在多种疗法、中西医结合治疗等方面加以研究总结，将可能给这些疾病的预后带来可喜的变化。

急性胆囊炎、急性胰腺炎在儿童比成人发病率低，但近年来也有逐渐增多的趋势。加强饮食指导治未病，发挥中医药治疗特色，找准中医药治疗的适应证，学习、应用好前人经验，尤其是经方的辨证应用，能取得显著的疗效，值得总结提高。肝痈的清热解毒、活血化瘀、疏肝通络治疗有高于抗生素治疗的效果，这方面笔者有切身临床体会，虽然目前临床本病已经少见，但若是见到这种病例，我们发挥中医特色，将能给患儿家长及同行带来中医疗效神奇的体验。

眩晕、胁痛这类以患儿自觉症状为主的疾病，经过相关检查如能查明病因应当按照病因治疗，但临床上以查不出病因者占多数，因而多属功能性病变。近年来，功能性疾病的发病率增加，其治疗在业界越来越受到重视。一般情况下，对于眩晕、胁痛的治疗，中医药辨证论治能够取得较之西医药对症治疗较好而巩固的效果，守中医理论之正，创辨证治法之新，在这类疾病的治疗中有望取得有价值的成果。

儿科肝系疾病多属慢性病、难治性疾病，虽然现代中医、西医都在不断研究，有所进展，但若是要征服这些疾病还任重道远。例如：难治性癫痫、先天性溶血性黄疸病、肝豆状核变性、脑性瘫痪、痿病、顽痹等都属于疑难杂症，到目前为止疗效尚不能令人满意。即使是治疗有效的惊风、癫痫、抽动障碍、眩晕、胁痛、急性胰腺炎、急性胆囊炎等疾病患儿，如何降低其复发率，也需要加强研究。临床肝病新病种如药物性肝损害、脂肪肝等如何治疗更需要我们去探索。所以，中医儿科肝病研究有着很大的发展潜力和广阔的前景，只要我们坚持中医自信，勇于探索，努力实践，在儿童肝病研究中一定能取得突破，产生有理论意义、有应用价值的成果。

第一章 癫痫

【概述】

癫痫是由多种原因引起的一种脑部慢性疾患，其强直－阵挛发作以突然仆倒，肢体抽搐，昏不识人，口吐涎沫，两目上视，喉中发出异声，片刻即醒，醒后一如常人为主要临床表现，具有反复性、发作性及发作多呈自限性的特点。在历代医学著作中又有称为“痫”“痫证”“痫症”“痫病”“羊癫风”等。据国内多次大样本调查，癫痫的累计患病率3.5‰～4.8‰，其中60％的患者是在儿童时期发病。本病的预后与病因、发作类型、发作频率、起病年龄及治疗是否合理等多种因素有关。

古人对本病认识较早，古籍中有关论述丰富。早在《五十二病方》一书中已有“婴儿病痫”的记载。《素问·奇病论》云:“人生而有病颠疾者，病名曰何？安所得之？岐伯曰：病名为胎病，此得之在母腹中时，其母有所大惊，气上而不下，精气并居，故令子发为颠疾也。”指出胎中受惊可导致癫痫。《诸病源候论·小儿杂病诸候》有惊痫、风痫等的论述。历代医家大都认为痰与癫痫的关系最为密切。如《医学纲目·肝胆部·癫痫》云:“癫痫者，痰邪逆上也。”《丹溪心法·痫》说:“痫症有五……非无痰涎壅塞，迷闷孔窍。”《证治准绳·幼科》有“惊风三发便为痫”之论，指出了惊风反复发作可转变为癫痫。

西医学认为，本病是大脑神经元反复发作性异常放电引起的突发性和一过性脑功能障碍。长期、频繁或严重的痫性发作会导致脑损伤，甚至出现持久性神经精神障碍。现代开展了中医药治疗癫痫的临床和实验研究，取得不少成果。

【病因病机】

癫痫的病因颇为复杂，既有先天因素，也有后天因素。先天因素如胎中受惊、元阴不足；后天因素包括难产手术、惊恐跌仆、脑部损伤、反复惊风等。外感发热、情绪紧张、过度疲劳、声光刺激等常可成为诱发因素。归纳起来，引起癫痫发作的病因病机主要有顽痰内伏、暴受惊恐、惊风频发、外伤血瘀等。其病位主要在肝、心，与脾、肾密切相关。

1. 顽痰内伏

由于小儿脾常不足，加之饮食不节，脾失运化，水湿化生为痰；或者外感热病，邪热炼津成痰。痰浊不化，蕴于体内，久积成为顽痰。若脏腑气机升降失司，痰气交阻，蒙蔽清窍，则神明失主，意识不清而作痫。癫痫发作缓解后，痰浊不能涤清，仍然潜伏于内，一旦有诱发因素则再次被鼓动而发病。

2. 暴受惊恐

小儿受惊有先、后天之分。先天之惊指胎中受惊，若母惊于外，则胎感于内，势必影响胎儿，生后若有所犯，则引发癫痫。后天之惊与小儿生理特点有关，小儿神气怯弱，元气未充，尤多痰邪内伏，若乍见异物，猝闻异声，或不慎跌仆，暴受惊恐，可致气机逆乱，痰随气逆，蒙蔽清窍，阻滞经络，发为癫痫。

3. 惊风频发

外感温疫邪毒，化热化火，火盛生风，风盛生痰，风火相扇，痰火交结，可发惊风。惊风频作，未得根除，风邪与伏痰相搏，进而扰乱神明，闭塞经络，屡犯脑腑，脑腑受损，可以继发癫痫。

4. 外伤血瘀

难产手术或颅脑外伤，血络受损，血溢络外，瘀血停积，脑窍不通，脑腑受损，以致精明失主，昏乱不知人事，筋脉失养，一时抽搐顿作，发为癫痫。

以上诸多病因病机，往往相互影响。癫痫频繁发作，多因风、痰、惊、瘀相互为病而各有侧重。病发日久，或迁延失治，顽痰久伏，气血耗损，病机则由实转虚或虚实夹杂。虚者一般以脾虚痰盛较为常见，病程经久或因先天胎禀不足者，也可表现为肾脾两虚。

【临床诊断】

1. 诊断要点

（1）发作特点：症状突然出现，肢体抽搐，猝然仆倒，不省人事，口吐涎沫，牙关紧闭，目睛上视；也有表现为全身或者局部肌肉的抽搐、僵直、痉挛，发作性愣神，瞪目直视，神志恍惚，头痛，腹痛等；一般持续时间短，数秒至数分钟，苏醒后如常人。

以上发作表现首先指癫痫中常见的全面性强直－阵挛发作，除此以外，现代从“大脑神经元过度异常放电”来认识，将其他全面性发作如强直性发作、阵挛性发作、失神发作、肌阵挛发作、失张力发作，局灶性发作如单纯局灶性发作（不伴意识障碍）、复杂局灶性发作（伴意识障碍）、局灶性发作继发全面性发作，以及不能明确的发作，亦均划入癫痫范畴。

（2）具有发作性和重复性、刻板性特征。

（3）提示与脑损伤相关的个人史与既往史：如围生期异常、运动及智力发育落后、颅脑疾病与外伤史等。

（4）脑电图，尤其长程视频脑电监测，出现棘波、尖波、棘慢波、尖慢波及多棘慢波等痫性放电对诊断具有重要价值。脑电图正常亦不能除外本病，必须结合临床是否有癫痫发作予以诊断。

（5）神经影像学检查：电子计算机X线体层扫描（CT）、磁共振成像技术（MRI）可发现脑结构异常，协助明确病因。单光子发射断层扫描和正电子发射断层扫描（PET）有利于病灶的定位。

（6）准确的发作史对诊断特别重要。

2. 鉴别诊断

（1）晕厥：为弥漫性脑部短暂性缺血缺氧所引起的一过性意识障碍。年长儿多见，尤其青春期。常发生在持久站立，或从蹲位骤然起立，以及剧痛、劳累、阵发性心律不齐、家族性QT间期延长等情况中。晕厥发作前，患儿常先有眼前发黑、头晕、苍白、出汗、无力等先兆，继而短暂意识丧失，偶有肢体强直或抽动，清醒后对意识障碍不能回忆，并有疲乏感。与癫痫不同，晕厥患者意识丧失和倒地均逐渐发生，发作中少有躯体损伤，脑电图正常，直立倾斜试验呈阳性反应。

（2）癔症性发作：是由精神心理因素导致的一种非癫痫性的发作性疾病，可表现为情感爆发、四肢乱动，或发作性“晕厥”，或肢体抽动，但意识存在，一般不会摔伤，瞳孔对光反射存在，面色正常，无神经系统阳性体征，无发作后嗜睡，常有夸张色彩。暗示疗法可终止发作。发作时及发作间期脑电图检查正常，可与癫痫鉴别。

【辨证论治】

1. 辨证要点

（1）辨别病因：本病的发作期以病因辨证为主，常见的病因有惊、风、痰、瘀。根据病史、发病诱因及症状表现区别。惊痫发病前常有惊吓史，发作时常伴恐惧、惊叫等精神症状；风痫多由外感发热所诱发，肢体抽搐症状较重；痰痫发作以神识异常为主，常有一过性失神、摔倒，手中持物坠落，并伴痰涎壅盛、喉中痰鸣等症；瘀血痫通常有颅脑外伤史或手术史，或头颅磁共振显示器质性病变，兼见瘀血证候。

（2）辨识轻重：癫痫的发作有轻重之分。轻者一般发作时间短，抽搐轻微，意识丧失时间短，仅有短暂的眨眼、点头、愣神、凝视、咀嚼或局部的肌肉抽搐动作，无叫声、吐涎沫，事后对发作情况全然不知。重者，起病急骤，发作时间长，意识丧失时间长，多表现为猝然仆倒，口吐涎沫，抽搐频剧，神志不清，喉中异声，二便自遗，数分或十余分钟方可恢复，发作后乏力嗜睡。严重者反复发作不止，或抽搐后昏睡未醒，又接下一次抽搐。若发作连续超过 30 分钟者，为癫痫持续状态，应及时抢救。

（3）辨识虚证：癫痫发作日久必损伤正气，或患儿素体虚弱而发癫痫者，必见虚证，以脏腑辨证为主，继分阴阳。病在脾者，可有神倦肢疲、纳呆便溏等脾胃虚弱征象；病在肾者多有生长发育迟缓、智力迟钝、记忆力减退、腰膝酸软等症状；病在肝者，常见头晕乏力、失眠、眼花、失听等症。阳虚者多四肢不温或厥冷、舌淡苔白、脉迟缓无力；阴虚者可见低热流连、自汗盗汗、大便干结，或有失聪、失语，舌红少苔或无苔，脉细数等症。

2. 治疗原则

癫痫的治疗，宜分标本虚实而治。实证以治标为主，着重豁痰顺气、息风开窍定痫；虚证以治本为重，宜健脾化痰，柔肝缓急，意图求本断痫。癫痫持续状态应中西医配合抢救。对于难治性癫痫，中药疗效欠佳者可加用西药，西药疗效欠佳或副作用大者可加用、改用中药，采用中西医结合方法治疗，也可配合针灸、割治及埋线等方法治疗。

癫痫为慢性难治性疾病，疗程应长，一般在临床症状消失后仍应服药不少于 3

年，如遇青春期则再延长 1 ～ 2 年，方可逐渐停药，切忌骤停药物，以免引起反跳，加重癫痫发作。中药改用西药治疗者应渐减中药，西药改用中药治疗者应渐减西药，均不可骤停。部分动物药如羚羊角、全蝎、蜈蚣、牛黄，矿物药如琥珀、朱砂等常以散剂应用。癫痫发作暂缓后，可将辨证中药汤剂改制为糖浆剂或丸、散剂，便于长期服用。

3. 证治分类

（1）惊痫

证候　发作前常有惊吓史。发作时惊叫，吐舌，急啼，神志恍惚，面色时红时白，惊惕不安，如人将捕之状，四肢抽搐，舌质淡红，舌苔白，脉弦滑，指纹色青。

辨证　本证多有惊吓病史，或较强的精神刺激史。惊则气乱，心神不宁，气机失调，肝风内动而抽搐。以平时胆小易惊，烦躁易怒，寐中不安或坐起喊叫，发作时以惊叫急啼，精神恐惧为辨证要点。详细询问家族史，部分患儿与遗传因素有关。

治法　镇惊安神。

方药　镇惊丸加减。常用茯神、酸枣仁、远志、珍珠母、朱砂宁心安神镇惊；石菖蒲、半夏、胆南星豁痰开窍；钩藤、天麻平肝息风止痉；甘草调和诸药。

抽搐发作频繁者，加蜈蚣、全蝎、僵蚕、白芍平肝息风止痉；夜间哭闹者，加磁石、琥珀镇惊安神；头痛者，加菊花、石决明清肝泻火；火盛者，加水牛角、黄连、牛黄泻火解毒。

（2）痰痫

证候　发作时痰涎壅盛，喉间痰鸣，口吐白沫，瞪目直视，神志恍惚，状如痴呆、失神，或仆倒于地，手足抽搐不重，或局部抽动，智力逐渐低下，或头痛、腹痛、呕吐、肢体疼痛，骤发骤止，日久不愈，舌苔白腻，脉弦滑。

辨证　本证由脾虚不运，内生痰浊，痰浊留滞，或热病后痰浊不清，蒙蔽心窍而致。以痰涎壅盛，神识症状较重，如失神、平地摔倒、昏迷等，抽搐则较轻为辨证要点。若痰气逆乱，扰神阻络，未蒙蔽心窍，可使气机阻滞、腑气不通，以无神昏抽搐，仅见头痛、腹痛、呕吐、肢体疼痛，骤发骤止，久治不愈为辨证要点。

治法　豁痰开窍。

方药　涤痰汤加减。常用石菖蒲、胆南星、矾郁金、陈皮、半夏、茯苓、青礞石豁痰开窍；枳壳、川芎、沉香行气降逆和血；朱砂、天麻安神息风。

眨眼、点头，发作频繁者，加天竺黄、莲子心、琥珀清心逐痰；头痛者，加菊花、苦丁茶疏风清热；腹痛者，加白芍、甘草、延胡索、川楝子行气止痛；呕吐者，加代赭石、竹茹降逆止呕；肢体疼痛者，加豨莶草、威灵仙祛风通络。

（3）风痫

证候 常由外感发热诱发。发作时突然仆倒，神志不清，颈项及全身强直，继而四肢抽搐，角弓反张，两目上视或斜视，牙关紧闭，口吐白沫，口唇及面部色青，舌苔白，脉弦滑。

辨证 多由急惊风反复发作变化而来，惊风久发，损伤脑腑。初次发作多因外感高热引起，年龄在5岁以下，尤其是3岁以下的婴幼儿更为多见，以后逐渐发展为低热抽搐、无热抽搐。证候表现以抽搐为重，一般是先强直，后阵挛、抽搐，并伴有神志不清，口吐白沫，口唇色紫等。发作时间长者可危及生命。

治法 息风止痉。

方药 定痫丸加减。常用羚羊角、天麻、钩藤、全蝎、蜈蚣息风止痉；石菖蒲、胆南星、半夏豁痰开窍；远志、茯苓、朱砂镇惊安神；川芎、枳壳活血行气。

伴高热者，加石膏、连翘、黄芩清热息风；大便秘结者，加大黄、芒硝、决明子泻火通便；烦躁不安者，加黄连、竹叶清热安神。久治不愈，出现肝肾阴虚、虚风内动之象，可加用白芍、龟甲、当归、生地黄滋阴柔肝止痉。持续发作者应中西医结合治疗。

（4）瘀血痫

证候 发作时头晕眩仆，神识不清，单侧或四肢抽搐，抽搐部位及动态较为固定，头痛，大便干结，舌质紫或见瘀点，舌苔少，脉涩，指纹沉滞。

辨证 本证常有明显的产伤、脑外伤病史，或有查出颅内器质性病变。若因产伤发作者，初发年龄多在8个月之内；因颅脑外伤而致发作者，多在伤后2个月之内。年长女孩的发作，还与月经周期有关，一般在行经前或经期血量较少时易于发作。发作的部位、症状每次大致相同，发作的时间有一定的周期性，有体外或体内瘀血留滞症状。

治法 化瘀通窍。

方药　通窍活血汤加减。常用桃仁、红花、川芎、赤芍活血化瘀；石菖蒲、老葱豁痰通窍；天麻、羌活息风止痉。

头痛剧烈、肌肤枯燥色紫者，加三七、阿胶、丹参、五灵脂养血活血；大便秘结，加火麻仁、决明子润肠通便；频发不止者，加五灵脂、蒲黄化瘀活血。

（5）脾虚痰盛

证候　癫痫频发已缓或仍反复发作，神疲乏力，面色无华，时作眩晕，反应欠敏，喉中有痰，食欲欠佳，大便稀薄，舌质淡，苔薄腻，脉细软。

辨证　本证多因反复发作，脾虚不复，痰浊内伏而致，临床表现以脾胃损伤为主，脾为生痰之源，痰浊阻络，滞而不去，痫证难愈。以癫痫频发不剧，伴脾虚痰浊内伏证候为辨证要点。

治法　健脾化痰。

方药　六君子汤加味。常用党参、白术、茯苓、甘草健脾益气；陈皮、半夏行气化痰；天麻、钩藤、乌梢蛇平肝息风。

大便稀薄者，加炒山药、苍术、藿香健脾燥湿；纳呆食少者，加焦山楂、焦六神曲、砂仁醒脾开胃。

（6）肾脾两虚

证候　自幼起病，发病经久，屡发不止，瘛疭抖动，时有眩晕，智能迟缓，腰膝酸软，神疲乏力，少气懒言，四肢不温，睡眠不宁，大便稀溏，舌淡红，舌苔白，脉沉细无力。

辨证　本证多因先天禀赋不足，或后天抽搐发作较重，经久不愈，耗气损阴伤阳，致使肾脾两虚。发作以瘛疭、抖动为主，体质较差，或伴智能发育迟缓为辨证要点。

治法　补肾益脾。

方药　河车八味丸加减。常用紫河车、熟地黄培补肾元；茯苓、山药、党参补气健脾；肉桂、附子温补肾阳；五味子、麦冬、牡丹皮养阴生津清热。

抽搐频繁者，加鳖甲、白芍滋阴息风；智能迟缓者，加补骨脂、益智仁、石菖蒲补肾开窍；大便稀溏者，加炒扁豆、炮姜温中健脾；心虚神怯、健忘者，加人参益心定志并与党参交替使用，另加益智仁、石菖蒲益智开窍。

【其他疗法】

1. 中药成药

（1）镇痫片：每盒 24 片。每服＜ 3 岁 1 片、3 ～ 6 岁 2 片、＞ 6 岁 3 片，1 日 3 次。餐前，温开水送服。用于惊痫证。

（2）礞石滚痰丸：每 100 粒 6g。每服＜ 3 岁 2g，3 ～ 6 岁 4g，＞ 6 岁 6g，1 日 1 次。温开水送服。用于痰痫证。

（3）医痫丸：每 50 粒 3g。每服＜ 3 岁 1g，1 日 2 次；3 ～ 6 岁 1.5g，1 日 3 次；＞ 6 岁 2g，1 日 3 次。温开水送服。用于痰痫证、风痫证。

（4）琥珀抱龙丸：每丸 1.8g。每服 1 丸，1 日 2 次；婴儿每服 0.6 丸。开水化服。用于惊痫证、风痫证、痰痫证。

2. 针灸疗法

（1）体针：实证取人中、合谷、十宣、涌泉，痰痫证加丰隆，惊痫证加神门，瘀血痫证加三阴交，针刺用泻法。虚证取大椎、神门、心俞、丰隆、内关，针刺平补平泻法。均隔日 1 次。

癫痫持续状态针刺选穴：①内关、人中、风府、大椎、后溪、申脉。②长强、鸠尾、阳陵泉、筋缩。③头维透率谷、百会透强间。

（2）耳针：选穴：胃、皮质下、神门、枕、心。每次选用 3 ～ 5 穴，留针 20 ～ 30 分钟，间歇捻针。或埋针 3 ～ 7 天。

3. 埋线疗法

常用穴：大椎、腰奇、鸠尾。备用穴：翳风。每次选用 2 ～ 3 穴，埋入医用羊肠线，隔 20 日 1 次。常用穴和备用穴轮换使用。

4. 西医疗法

（1）抗癫痫药物：强调早期、长期、规律用药，用药剂量个体化。常用西药选择应用见表 1–1。

表 1-1　小儿癫痫发作类型及常用药物

发作类型	传统抗癫痫药	抗癫痫新药
强直－阵挛发作	CBZ，VPA，PB，PHT	OXC，TPM，ZNS，LTG，LEV
局灶性发作	CBZ，VPA，PB，PHT	OXC，TPM，ZNS，LTG
失神发作	VPA，ESM	LTG，ZNS，TPM
肌阵挛－失张力发作	VPA，CZP，NZP	TPM，LTG，ZNS，LEV
强直发作	CBZ，PB，NZP	TPM，LTG，ZNS，LEV
West 综合征	ACTH，VPA，CZP	VGB，TPM，LTG，ZNS
LGS	VPA，CZP，NZP	LTG，TPM，VGB，ZNS

注：CBZ，卡马西平；VPA，丙戊酸钠（德巴金）；PB，苯巴比妥；PHT，苯妥英钠；ESM，乙琥胺；CZP，氯硝西泮；NZP，硝西泮；ACTH，促肾上腺皮质释放激素。OXC，奥卡西平；TPM，托吡酯（妥泰）；ZNS，唑尼沙胺；LTG，拉莫三嗪；LEV，左乙拉西坦；VGB，氨己烯酸。传统抗癫痫药是指 1980 年前研发者、抗癫痫新药是指 1980 年后研发者，两者药效学大致相同，但在药代学、不良反应、联合用药时药物相互作用等方面后者更具有优势。

（2）癫痫持续状态：癫痫发作连续 30 分钟以上，或反复发作持续 30 分钟以上、且发作间歇意识不恢复者，称之为“癫痫持续状态”，需及时抢救治疗，尽快控制发作。①快速控制惊厥：首选安定类药物，如地西泮、氯硝西泮或劳拉西泮。地西泮每次用量 0.3 ～ 0.5mg/kg，最大量不超过 10mg，幼儿 1 次不超过 5mg，静脉注入速度每分钟 1mg，大多 5 分钟内生效。必要时 20 分钟后可重复使用，24 小时内可用 2 ～ 4 次。注射过程中若惊厥控制，剩余药液则不再注入。或用苯巴比妥钠：每次 5 ～ 10mg/kg，肌注。安定类药物可抑制呼吸，对已用过苯巴比妥的患儿尤应注意。②采取严密的监护措施，维持正常的呼吸、循环、血压、体温，并避免发生缺氧、缺血性脑损伤。③积极寻找病因，针对病因进行治疗。④发作控制后，立即开始长期、合理的抗癫痫药物治疗。

（3）难治性癫痫：有 20％～ 25％的患儿对各种抗癫痫药物治疗无效而被称为难治性癫痫。西药或中药治疗无效者可加用或换用药物治疗，对少数患者可能取效。对其中有明确局灶性癫痫发作起源的难治性癫痫，可考虑手术治疗，包括病灶切除，以及不切除癫痫灶的替代手术（如胼胝体切断术、软脑膜下皮层横切术）。

【防护康复】

1. 预防

（1）孕母加强孕期保健，心境平和，不妄作劳，慎防产伤、外伤。

（2）积极治疗惊风诸疾，防止惊风反复发作发展为癫痫。

（3）避免和控制发作诱因，如发热、紧张、劳累、惊吓及不良的声、光、触动等刺激。

2. 调护

（1）控制发作诱因，如高热、惊吓、紧张、劳累、情绪激动等。在发作期禁止玩电子游戏等。

（2）嘱咐患儿不要到水边、火边玩耍，或持用刀剪锐器，以免发生意外。

（3）抽搐时，切勿强力制止，以免扭伤筋骨。应使患儿保持侧卧位，用纱布包裹压舌板放在上下牙齿之间，使呼吸通畅，痰涎流出，避免咬伤舌头或发生窒息。

（4）抽搐发作后，往往疲乏昏睡，应保证患儿休息，避免噪音、强光，不要急于唤醒，以利其正气恢复。

（5）在积极治疗的同时要密切观察药物的毒副作用，尤其是抗癫痫西药可能产生的肝功能损害、认知功能下降等，如有发生则需要调整药物，并在辨证论治基础上使用相关中药防治。

3. 康复

（1）癫痫发作缓解后继续坚持治疗服药不少于 3 年。

（2）停药需采取逐渐减轻药量、减少种类的方式，一般以 3 个月为 1 个周期。中西药联合应用者原则上先减、停西药。

（3）减量期间需密切观察病情，持续缓解者才可以继续进行。停药后还要继续观察 3 年无复发方可判断为痊愈。

（4）病后加强护养，起居有常、饮食有节、避免给予过高的压力、减少精神刺激，以促进患者康复。

【审思心得】

1. 循经论理

癫痫以突然仆倒，昏不识人，口吐涎沫，肢体抽搐，惊惕啼叫，喉中异声，片刻即醒，醒后一如常人为最常见的强直－阵挛发作临床特征，是儿科常见病之一。癫痫虽是中西医共用病名，但西医学的癫痫范围较广，是一组以脑神经元过度异常放电而致的突发和短暂的中枢神经系统功能异常的慢性脑部疾病，临床可见意识、运动、感觉、精神或自主神经功能障碍等多种表现。传统中医学的癫痫主要指西医学中的强直－阵挛发作，现代中医则把其他发作类型的癫痫，结合西医诊断，亦按照癫痫辨证论治。

据调查统计，癫痫的儿童发病率约为成人的 10 倍。70% 左右的患儿经系统抗痫治疗可获得完全控制，约 30% 患儿对抗癫痫药无效。难治性癫痫若是在西药、中药两方面加以调换或配合使用，可能适当提高疗效，但仍有相当部分难以收效。在儿童时期及早发现、防治癫痫病，对提高癫痫病患者的预后和生活质量有重要意义。

我国古代在《五十二病方》中已经有“婴儿病痫”的记载，并描述“痫者，身热而数惊，颈脊强而腹大”。《黄帝内经》有关于本病病名、病机、发作特点等记载，如《素问・奇病论》认为本病属于胎病，其病因与先天因素其母孕期精神失调有关；《素问・大奇论》说：“肝脉小急，痫、瘛筋挛。”在其后的记载中，惊、痫往往混称。至隋《诸病源候论・小儿杂病诸候》则有了风痫、惊痫等的明确论述。明代起对于本病的认识逐步深入，如万全《幼科发挥・心经兼证》说：“惊痫，发则忽然卧仆，切牙搐搦，手足逆冷，发过即醒，精神恍惚。”《幼科发挥・急惊风变证》有“急惊风变成痫者”的明确记载。清代许多儿科专著如《幼幼集成》《幼幼铁镜》《幼科折衷》等，均列有专章论述癫痫、痫证，对本病的认识更为全面。2012 年国家中医药管理局发布了《中医儿科常见病诊疗指南・癫痫》，并于 2020 年发布了修订后的《中医儿科临床诊疗指南・小儿癫痫》，规范了小儿癫痫的中医临床诊疗。

癫痫的病因复杂，可归纳分为先天因素和后天因素。先天因素与胎产关系密切，早在《黄帝内经》就有认识，提出胎中受惊之说，即在妊娠期间，母受惊恐，导致气机逆上，精气下虚，胎儿失养而发病。另外，家族禀赋及母孕期调护失宜、胎产损伤等因素，亦是常见的先天因素。后天因素有惊风频发、暴受惊恐、颅脑损伤、脏腑功能失调等。现代研究认为原发性癫痫多与遗传因素有关，此类儿童易为后天疾病、调摄不当而诱发癫痫，临床应引起重视，做好预防措施。鉴于本病病因和发病的复杂性，在临证时应详询家族史、患儿母亲胎产情况以及患儿发病前后经过，以冀审因论治。

癫痫发病病理因素主要与痰、惊、风、瘀、虚有关。痰与本病的关系密切，其屡发屡止，顽痰内伏是关键。如《幼科释谜·痫痉》所说："然诸痫证，莫不有痰。"《丹溪心法·痫》说："痫证有五……无非痰涎壅塞，迷闷孔窍。"癫痫之痰可分为无形之痰和有形之痰两种。癫痫不发时如常人，痰邪不见其踪，发时突然倒仆，昏不识人，手足抽搐，表现为痰蒙清窍的特点，符合无形之痰特征；癫痫发时又常有口吐白沫，喉间痰鸣等表现，此为有形之痰之征。小儿癫痫发病过程中无形之痰与有形之痰相互胶结、相互影响，有形之痰常阻碍气机，导致气机升降失调，无形之痰随气机上逆，蒙蔽清窍而发病。痰之由来，主要责之脾虚。小儿脾常不足，饮食不知自节，或他病影响，使脾胃损伤，运化失职致聚湿生痰，也可以因热病炼津为痰，病后留滞不消而成。

惊既可为病因，亦可为病机要素。先天受惊可致胎元气机逆乱，为后天发病埋下隐患；后天暴受惊恐，使气机逆乱，肝风内生，夹痰蒙闭清窍则发痫，此即为惊盛生风。痰与惊的关系密切，痰浊内盛，扰于心神，蒙蔽清窍则惊惕不安，甚则突然昏仆，此为痰盛生惊动风。

风是小儿癫痫的又一个关键病机。风指肝风，属内风。小儿肝常有余，七情不遂，肝气郁结，肝气横逆，疏泄太过，则易生肝风，或肝脏阴血不足，肝阳亢盛，均可致肝风内生。七情不遂、饮食劳倦、感受外邪等致气机失调，引动肝风，夹痰上蒙清窍则见突然昏仆、抽搐、口吐白沫等症状，此为癫痫发作；肝风暂息，痰邪静伏则癫痫休止。肝风夹痰上犯清窍，有突发突止的特点，符合小儿癫痫"昏晕一时，醒后如常"的特征。

瘀因产伤、外伤、头颅手术，血络损伤留瘀；或脏腑功能失调、气滞血瘀而成。瘀血停积，阻碍脑络，脑窍失养，以致精明失主，脑窍不通则见抽搐、头痛诸症。

虚在小儿癫痫发病中同样有着重要地位，其证可见脾虚、肝虚和肾虚。小儿脾常不足，饮食不节，脾失健运，或他脏亏虚及脾，运化水液功能失司，痰湿内生，是小儿癫痫“痰”的主要来源。《幼幼集成·痫证》云：“从前攻伐太过，致中气虚衰，脾不运化，津液为痰，偶然有触，则昏晕卒倒，良久方苏。”脾虚生化乏源，可致肝血不足，或热病伤阴致肝阴不足，肝体阴用阳，肝脏阴血亏虚，阴不制阳则肝阳易亢；脾气亏虚肝气相对旺盛，更易于出现“土虚木盛”“土虚木摇”的状况，导致肝风内动。癫痫屡发不止，又可导致肾精亏损、脑髓不充，见健忘、眩晕、神疲、智能迟缓诸症。

癫痫之痰由脾而生，风由肝而生，惊、瘀由心而生。其产生原因虽有禀赋、外感、情志、饮食、外伤等诸多因素，而其形成则均与脾虚水湿失运、心虚神失所养、肝虚阴不潜阳、肾虚水不制火，终至肝风妄动、心神失主有关。癫痫病机涉及邪实、正虚多种因素，所以病程绵长，而病机复杂多变。但一般在频繁发作阶段总以实证为主，经治疗缓解则逐渐由实转虚而虚实夹杂，维持缓解期间则当重视其脾虚、肝虚、肾虚的演变。

2. 证治有道

癫痫应当审因、分期、辨证论治。小儿癫痫发作期以邪实为主，应辨明风、痰、惊、瘀之孰轻孰重，相应治以豁痰、镇惊、息风、化瘀，但又不可执一而论，常需各法参合使用。缓解期辨明脾虚、心虚、肾弱、肝旺之轻重有无，相应治以健脾、养心、益肾、平肝。我们提出总的治疗原则是“发作期豁痰镇惊、息风化瘀以定痫，缓解期健脾化痰、平肝益肾以断痫，以化痰法贯穿始终。”

发作期豁痰定痫治标为原则。小儿癫痫发作期以痰浊内扰，肝风妄动，或兼血瘀，邪实为主，故应予豁痰之剂定痫以救其急。由于患儿禀赋体质有别，病因诱因各异，病机演变差异很大，故临床表现同中多异。在豁痰开窍定痫基础上据不同证候而辨清风、惊、瘀偏重之异，或配以平肝息风、镇惊定心之品，或配以降火泄热、导滞通腑、利气降逆之剂，使阴阳气血顺接流畅，则可使病情得到缓解，惊搐自平。急性发作见神识昏愦、头目眩晕等痰蒙清阳的表现时，治当豁痰开窍。若病情严重，顽痰内结时则应投以重镇坠痰之品以救其急；若小儿有性急烦躁、头目胀痛、夜寐不宁等肝阳上亢、风火上扰的证候表现，应配合平肝潜阳之法使痰息风止。若患儿有明显外伤病史或有血瘀证象，临床见抽搐部位及动态较为固定，伴见舌红少苔或见瘀点，指纹沉滞时，当配合活血祛瘀、行气通络，以消除致痫之因。以惊痫为主的患儿起病前常有惊吓史，可伴见发作时惊叫、夜寐欠安、四肢惊惕等，故治宜以镇心安神为主，配合心理疏导。

脾常不足是小儿生理特点，加之小儿癫痫一般反复发作，病情缠绵，常致脾胃不足，肝肾内亏，即使在发作期也当关注其正气，发作减少后则更要注意其虚象的显露。在祛邪的同时，适当佐用扶正之品以顾护正气，更不可唯认为邪实有余而任意攻逐之，妄用、久用寒凉攻伐、镇坠毒劣之品。

缓解期化痰断痫治本为原则。癫痫在缓解期以脏腑亏虚，痰浊内伏为主要病机，故采取健脾化痰，益肾平肝的治疗大法。缓解期痰浊深伏，难以自消，成为癫痫反复发作的夙因。脾为生痰之源，小儿脾常不足，脾运失健则痰浊内生，成为癫痫宿根。有鉴于此，提出脾虚生痰是导致癫痫反复发作、缠绵难愈的主要机理，在缓解期治疗时，以健脾化痰为主，使脾运得复，新痰难生，宿痰渐化而达到“断痫”目的，同时还需根据患儿的兼证，与滋养肝肾、补血养心、平肝降火等法联用，以求纠正患儿“本虚”的体质，致收全功。

临床所见，发作期和缓解期通常并非截然分界，发作期虽以“标实”为主，但“本虚”的体质特点依旧存在；缓解后进入慢性过程，一旦外感、饮食失宜、七情劳倦等触动风、痰、惊、瘀，癫痫即发，病在虚实夹杂；较长时间缓解才可认为进入缓解期，转为虚证为主。所以，在相当一段时间内，需要泻其实、补其虚兼施，逐步转化，而健脾化痰、以后天补先天应该贯穿在小儿癫痫治疗的始终。对患儿体质的调整是一个较为漫长的过程，在辨证治疗取得较好疗效后，治法及方药运用应该保持相对稳定，扶正气消伏邪以缓图治本，坚持长期治疗，至少必须3年以上，才可能求得化痰断痫目的。

草、虫、石各展所用。癫痫作为一个发作急骤又病程缠绵的疾病，合理、准确使用平肝息风、镇惊安神、豁痰开窍类药物是保证疗效的关键。处方中常以植物药、动物药、矿物药合用，根据证类及病情缓急各有侧重，即所谓“活用草、虫、石”。虫蛇类动物药性猛灵动，平肝息风、止痉定痫力强。如蜈蚣、僵蚕、地龙长于祛风止痉，羚羊角、全蝎、乌梢蛇擅长息风定痫，久发阴伤虚风内动又可选用龟甲、阿胶、紫河车滋阴填精以息风。金石类矿物药质重潜镇，安神定惊效佳，主要用于发作时惊叫、惊惕不安之惊证者。常用药如龙齿、琥珀、珍珠母、生铁落、朱砂长于镇惊安神，牡蛎、石决明、代赭石、青礞石镇惊兼能平肝。草木类药物药效多样，其中癫痫所用豁痰药以植物药为多。常用药如石菖蒲、远志、矾郁金、胆南星等擅长豁痰开窍，天竺黄、陈皮、半夏、茯苓、橘红等化痰泄浊。此外，天麻、钩藤、菊花、决明子平肝息风均为常用药物；黄芩、夏枯草、栀子、龙胆清肝降火，川芎、丹参、红花、牡丹皮行气活血化瘀，皆可供辨证选用。

风、痰、惊、瘀、虚各取方药。痫证发作期有风痫、痰痫、惊痫、瘀痫的划分，但四者并非截然区分，只是风、痰、惊、瘀各有侧重而已。临床选方，风痫取定痫丸、痰痫取涤痰汤、惊痫取镇惊丸、瘀痫取通窍活血汤只是基本用方，实际用药则是风痫以息风药为主、痰痫以豁痰药为主、惊痫以镇惊药为主、瘀痫以化瘀药为主，又要配合使用各类药物，灵活地配伍植物药、动物药、矿物药。动物类药物一般偏重于止痉息风，矿物类药物多偏重于安神涤痰，二者联合使用，配以草木化痰平肝之品，可共收豁痰息风定痫之功，控制癫痫发作。进入休止期，病机渐转为以正虚为主，一般以植物药扶正健脾、补肾、养心，兼以化痰、平肝、安神组方。这类药物多药性平和，无克伐伤正之虞，可以在缓解期长期服用，同时有一定的改善患儿认知功能、提高智力的作用，用之以求化痰断痫治本。如脾虚痰盛证之六君子汤、脾肾两虚证之河车八味丸、肾虚肝亢证之杞菊地黄丸、心脾两虚证之归脾汤等。

汤剂、糖浆、散剂各随证施。癫痫治疗疗程长，所用药物剂型应因人、因证、因病程而施。汤剂见效较捷、针对性强，可根据患儿证候的差别选择配伍用药；糖浆剂服用方便，口味较佳，长期服用易为患儿接受；散剂药力迅猛，一些虫类、矿物类药传统多入散剂，便于吸收和充分利用。剂型选择以病情、病程为主要依据，就诊初期一般发作频繁，以汤剂与散剂并进，证候稳定处方相对固定后，则用糖浆剂合散剂作长期巩固治疗。

制剂加工服用方法：①汤剂：矿物、介壳等质地坚硬、有效成分不易煎出的药物先煎，煮沸 30 分钟后下他药，再文火煎煮 30 分钟，每剂药煎两遍，按年龄大小取汁 100 ～ 300mL，1 日内分 2 ～ 3 次服完。②糖浆剂：将 5 剂药共煎煮两遍，按年龄大小取汁浓缩为 300 ～ 600mL，加入蜂蜜、白糖各 50 ～ 100g（大便稀溏者不用蜂蜜），混匀，煮沸，去火，冷却后贮广口瓶，冰箱冷藏，每服 10 ～ 20mL，1 日 3 次。

③散剂：将诸药共研细末，混匀，密闭贮存于干燥处，按年龄大小及病情轻重，每服 0.6 ～ 2g，1 日 2 ～ 3 次。

定痫散是余治疗小儿癫痫的散剂经验方，方药组成：全蝎、蜈蚣、鹿角片、僵蚕、白芍、胆南星、煅龙齿。方中以全蝎、蜈蚣搜风镇痉通络，胆南星、僵蚕祛风止痉化痰，龙齿平肝潜阳安神，鹿角通督活血，白芍养阴柔肝，诸药共奏平肝息风、化痰定痫之效。临证若制作不便，亦可将此方简化为全蝎、蜈蚣各等份。另根据证情，可选择配用琥珀粉镇惊安神、活血散瘀，三七粉化瘀通络。对于抽搐发作频繁者常同时使用羚羊角粉，其擅长平肝息风解痉潜阳，用于定痫有较强功效，且长期服用者均未见明显毒副作用。惊、风兼盛者则选用羚珠散更为适合，但不宜长期使用。

朱砂是镇惊佳品，《药性论》谓其“镇心，主抽风。”治疗小儿癫痫之惊痫，常用含朱砂中成药如羚珠散、磁朱丸，或者拌为朱钩藤、朱茯神入汤剂。朱砂主要成分为硫化汞，应按要求炮制（水飞）后使用，且不可大量、久用。根据《中华人民共和国药典》收载的朱砂及其制剂的标准，每日用量为 0.1 ～ 0.5g，儿童用量以低剂量为宜，为防止蓄积中毒，且不宜长期使用，一般以 1 月为限。

关于本病中药、西药的选择使用。余治疗小儿癫痫通常以中药口服为主，前来就诊的患儿若尚未使用西药者单纯以中药治疗。若是患儿就诊时已经服用抗癫痫西药，因无效或者虽然有效但担心或已经出现副作用，则在给予中药治疗同时暂时维持原来所用西药，待患儿证情稳定后 3 ～ 6 个月，再逐步减用西药，过渡到纯中药治疗。若是难治性癫痫单纯中药治疗疗效不佳者，也应从疗效出发，试行加用西药治疗。

现代有不少学者进行了抗癫痫中药动物实验研究，一些研究结果提示中药可能是通过抑制神经元放电、神经元细胞凋亡、突触重塑、调控相关基因表达等方面发挥了抗癫痫作用。

癫痫的日常调护康复亦需重视。小儿癫痫反复多次发作，往往影响日常生活及学习，甚至可能引起不可逆脑损伤，造成患儿认知、智力下降。家长忧虑小儿生长发育、药物副作用、学习能力等，往往存在焦虑情绪，同时影响儿童的情绪。在辨证治疗的同时，应了解近期家长、儿童的日常生活和学习状况，进行必要的安抚，增强其治疗信心，坚持长期服药。指导家长正确护养儿童，如减少精神刺激；避免过多使用手机、电视、电脑等电子产品；注意饮食结构，避免过于肥甘厚腻，给予清淡饮食，多食蔬菜，保持大便通畅；合理安排锻炼运动，防治外感疾病。尽量避免和减少癫痫发作的诱发因素，以利于癫痫康复。

第二章

惊风

【概述】

惊风是由多种原因引起，临床以抽搐、神昏为特点的常见病证，又称“惊厥”，俗名“抽风”，是小儿时期常见的急重病症，且变化迅速，可以给小儿带来严重危害，自古被列为儿科四大要证之一。如《幼科释谜·惊风》所说：“小儿之病，最重惟惊。”

惊风病名，自《太平圣惠方》《小儿药证直诀》明确分为急惊风、慢惊风两大类。凡起病急骤、属阳属实者，称为急惊风；凡病久中虚、属阴属虚者，称为慢惊风；慢惊风中若出现纯阴无阳的危重证候，称为慢脾风。元代名医曾世荣概括惊风的证候特点为四证八候：四证者，指痰、热、惊、风，见于急惊风。八候者，指搐、搦、掣、颤、反、引、窜、视，在急惊风、慢惊风中都可出现，并且表示惊风正在发作。西医学称惊风为小儿惊厥。

惊风在 1 ～ 5 岁的儿童发病率高，5 岁以上儿童发病少，特别是首发者，若有发病，需更加注意检查原发疾病。惊风有发热者，多为感染性疾病所致，颅外感染性疾病常见为热性惊厥，及各种严重感染如中毒性菌痢、重症肺炎、败血症等；颅内感染性疾病常见有脑炎、脑膜炎、脑脓肿等。不发热者，多为非感染性疾病所致，如颅脑发育不全、水及电解质紊乱、低血糖、药物中毒、食物中毒等。一般说来，急惊风多由感染性疾病引起；慢惊风多由非感染性疾病所致，或发生于各种脑炎、脑膜炎、中毒性脑病等的恢复期、后遗症。由于可以引起惊风的疾病众多，所以，惊风在一年四季均可发生。

急惊风

急惊风多见于外感温热病过程中，常由感受风热邪气、时邪疫毒、湿热毒邪而引发，亦可由暴受惊恐而起。临床以高热、抽搐、神昏为主要表现。来势急骤，由急性原发疾病而发，因原发病的轻重不同，神昏、抽搐表现差异较大，常随其疾病消退而止，亦可因病情迁延而发展为慢惊风。病位主要在心、肝。急惊风相应于西医学的惊厥，多为热性惊厥，可见于各种颅外、颅内感染性疾病，亦可由非感染性疾病引起。

【病因病机】

病因主要包括外感风热、感受疫毒及暴受惊恐，病机关键为邪陷厥阴，蒙蔽心窍，引动肝风。

1. 外感风热

小儿肌肤薄弱，卫外不固，若冬春之季，气候突变，寒温不调，风热时邪从口鼻或皮毛而入，或风寒化热入里，邪正剧争，热盛生痰，痰盛生惊，引动肝风。

2. 感受疫毒

小儿脏腑娇嫩，元气薄弱，卫外不固，易感受外邪。冬春季节感受温热疫毒，不能及时清解，内陷厥阴；或夏季感受暑热疫毒，邪炽气营，蒙蔽清窍，引动肝风；或饮食不洁，误食污秽或毒物，湿热疫毒蕴结肠腑，内陷心肝，均可发为急惊风。

3. 暴受惊恐

小儿元气未充，神气怯弱，若卒见异物、乍闻异声，或不慎跌仆、暴受惊恐，惊则气乱，恐则气下，致使心神不能守舍，神无所依，轻者神志不宁，惊惕不安；重者气机逆乱，心神失主，痰蒙风动，发为惊厥。

【临床诊断】

1. 诊断要点

（1）本病以 6 个月～ 3 岁小儿多见，5 岁以后逐渐减少。

（2）有明显的原发疾病，常见于感冒、肺炎喘嗽、风温、春温、暑温、疫毒痢等。

（3）以四肢抽搐、颈项强直、角弓反张、神志昏迷、发热为主要临床表现。

（4）通过血常规、血培养、脑脊液、颅脑 CT 或 MRI、大便常规、大便培养等检查，可协助诊断原发疾病。

2. 鉴别诊断

（1）癫痫：癫痫发作时抽搐反复发作，同时可见口吐白沫或作畜鸣声，有突发突止、醒后如常，且反复发作的特点。一般不发热，年长儿较为多见，有家族史，脑电图检查可见特殊波型。

（2）厥证：由于阴阳失调，气血逆乱引起，以突然昏倒，不省人事，四肢逆冷，移时即醒为主要表现的一种病证。其鉴别要点在于：厥证多出现四肢逆冷而无肢体抽搐或强直，无发热等表现，昏仆前常有头晕、眼花、出冷汗等先兆表现。

【辨证论治】

1. 辨证要点

（1）辨表热、里热：有外感表证、肺卫证，神昏、抽搐为一过性，热退后抽搐自止为表热；表证不显，高热持续，反复抽搐，甚则神昏不醒为里热。

（2）辨痰热、痰火、痰浊：惊风抽搐不止，神昏难醒，又与痰邪关系密切。神志昏迷，高热痰鸣，为痰热上蒙清窍；妄言谵语，狂躁不宁，为痰火上扰清窍；深度昏迷，昏愦不语为痰浊内陷蒙蔽心包。

（3）辨外风、内风轻重：邪犯肌表，清透宣解即愈，为一过性证候，热退惊风则止，以外风为主；发作时热、痰、惊、风四证俱全，反复抽搐，神志不清，病情严重，以内风为主。

（4）辨时邪与原发疾病：六淫、时邪致病，春季以春温为主，症见高热、抽搐、昏迷、呕吐外，常见发斑；夏季以暑温为主，以高热、抽搐、神昏为特征，容易出现内闭外脱危象；若夏季高热、抽搐、神昏伴下痢脓血，则为湿热疫毒内陷厥阴。

（5）辨轻症、重症：一般说来，一次病程中惊风发作次数少（仅1～2次），持续时间较短（5分钟以内），发作后无神志障碍者为轻症；若发作次数较多（两次以上），或抽搐时间较长，发作后神志不清者为重症。尤其是高热持续不退、抽搐反复发作、神昏不醒者，则属危重症。

2. 治疗原则

急惊风的主证是热、痰、惊、风，因此，治疗应以清热、豁痰、镇惊、息风为基本法则。热甚者应先清热，痰壅者给予豁痰，惊重者治以镇惊，风盛者急施息风。然而，急惊之热有表热和里热的不同，痰有痰火和痰浊的区别，风有外风和内风的差异，惊有恐惧、惊惕的虚证和惊跳、嚎叫的实证。因此，清热有解肌透表、苦寒解毒的差别；豁痰有芳香开窍、清心涤痰的区别；镇惊有平肝镇惊、养血安神的分类；息风有疏风和息风的不同。急惊风应注重辨证结合辨病，在息风镇惊的同时，积极治疗原发病，标本并治。

3. 证治分类

（1）风热动风

证候 起病急骤，发热，头痛，流涕，咳嗽，咽痛，随热势升高出现烦躁，瞬即神昏、抽搐，醒后如前，舌苔薄白或薄黄，脉浮数，指纹浮紫。

辨证 本证由感受风热时邪，邪正剧争，热盛动风而发病。以先见风热表证，体温常在38.5℃以上，抽搐多见于病初体温迅速升高阶段，持续时间较短，一般1次疾病中只发作1次，发作2次以上者少见等为辨证要点。多发于5岁以下小儿，尤以3岁以下小儿常见。

治法 疏风清热，息风定惊。

方药 银翘散加减。常用金银花、连翘、薄荷、荆芥穗、防风、牛蒡子疏风清热；钩藤、僵蚕、蝉蜕息风定惊。

高热不退者加石膏、羚羊角清热息风；喉间痰鸣者，加天竺黄、瓜蒌皮清化痰热；咽喉肿痛，大便秘结者，加大黄、黄芩、射干清热泻火；神昏抽搐较重者，加服小儿回春丹或羚珠散清热定惊。

（2）气营两燔

证候 多见于盛夏之季，起病较急，壮热不退，头痛项强，恶心呕吐，烦躁或嗜睡，抽搐，口渴便秘，舌质红，舌苔黄，脉弦数。病情严重者高热不退，反复抽搐，神志昏迷，舌质红，苔黄腻，脉滑数，指纹紫。

辨证 本证由感受温热疫毒，热毒炽盛，气营两燔，邪陷心肝而致。以壮热不退、突发颈项强直、神昏不醒、抽搐难止、常伴恶心呕吐为辨证要点。暑热重者高热不退、烦躁口渴；暑湿重者嗜睡神昏、呕恶苔腻。

治法 清气凉营，息风开窍。

方药 清瘟败毒饮加减。常用石膏、知母、连翘、黄连、栀子、黄芩清气泻火清热；赤芍、玄参、生地黄、水牛角、牡丹皮清营凉血；羚羊角、钩藤、僵蚕清肝息风止惊。

神昏较深者，选加牛黄清心丸或紫雪开窍息风；大便秘结加大黄、芒硝通腑泻热；呕吐加半夏、玉枢丹降逆止呕。

（3）湿热疫毒

证候 持续高热，腹痛呕吐，腹胀，大便黏腻或夹脓血，突发频繁抽搐，神志昏迷，谵语，舌质红，苔黄腻，脉滑数，指纹紫滞。

辨证 本证由饮食不洁，感受湿热疫毒，邪毒内陷心肝所致。以初起即见高热，继而迅速神昏、抽搐反复不止，伴腹胀、胀痛、里急后重、大便脓血为辨证要点。

治法 清热化湿，解毒息风。

方药 黄连解毒汤合白头翁汤加减。常用黄连、黄柏、栀子、黄芩清热泻火解毒；白头翁、秦皮、马齿苋清肠化湿；羚羊角、钩藤清肝息风止痉。

呕吐腹痛明显者，加用玉枢丹辟秽解毒止吐；大便脓血较重者，可用大黄水煎灌肠，清肠泄毒。

本证若出现内闭外脱，症见面色苍白，神情淡漠，呼吸浅促，四肢厥冷，脉微细欲绝者，改用参附龙牡救逆汤灌服或参附注射液静脉滴注，回阳固脱，同时采用西药积极抢救。

（4）邪陷心肝

证候 始有肺炎喘嗽、麻疹、痄腮、手足口病等原发病，病势急重，高热不退，烦躁口渴，突发神志昏迷，反复抽搐，两目上视，或谵语，舌质红，苔黄腻，脉数，指纹紫。

辨证 本证多由感受时邪，邪正交争，邪毒炽盛，正不胜邪，邪毒内陷而发病。多有明显原发病，以病势急重，病程中突发神昏、抽搐为特征。其邪毒陷心为主者谵语，神昏；陷肝为主者反复抽搐。本证以惊、风二证为主，热、痰二证则可重可轻。

治法 清心开窍，平肝息风。

方药 羚角钩藤汤加减。常用羚羊角、钩藤、僵蚕、菊花清肝息风止痉；石菖蒲、浙贝母、广郁金、龙骨、胆南星豁痰清心开窍；栀子、黄芩清热泻火解毒。

神昏抽搐较甚者加服安宫牛黄丸清心开窍；便秘者加大黄、芒硝通腑泄热；头痛剧烈加石决明、龙胆平肝降火。

（5）暴受惊恐

证候 暴受惊恐后惊惕不安，身体战栗，喜投母怀，夜间惊啼，甚至抽搐，神昏，脉律不整，指纹紫滞。

辨证 本证由小儿神气怯弱，暴受惊恐，惊则气乱，恐则气下，心神失主而致。以受惊后出现惊惕战栗，喜偎母怀，夜间惊啼，甚则抽搐、神昏为辨证要点。

治法 镇惊安神，平肝息风。

方药 琥珀抱龙丸加减。常用琥珀粉、远志、磁石镇惊安神；石菖蒲、胆南星、天竺黄豁痰开窍；人参、茯苓、酸枣仁健脾养心；全蝎、钩藤、石决明平肝息风。

呕吐者加竹茹、姜半夏降逆止呕；寐中肢体颤动，惊啼不安者，加用磁朱丸重镇安神；气虚血少者，加黄芪、当归、合欢皮益气养血安神。

【其他疗法】

1. 中药成药

（1）回春丹：每 10 丸重 1g。每服＜ 1 岁 1 丸、2 岁 2 丸、3 ～ 4 岁 3 丸、＞ 5 岁 4 ～ 6 丸，1 日 2 次。温开水送服。用于风热动风证。

（2）安宫牛黄丸（散）：丸剂每丸重 3g；散剂每瓶 1.6g。丸剂：每服＜ 3 岁 1/4 丸、4 ～ 6 岁 1/2 丸，1 日 1 次，温开水送服。散剂：每服＜ 3 岁 1/4 瓶、4 ～ 6 岁 1/2 瓶，1 日 1 次。或遵医嘱。温开水调服。用于邪陷心肝证。

（3）牛黄镇惊丸：水蜜丸每 100 粒重 1g；小蜜丸每粒 0.2g。每服水蜜丸 1g、小蜜丸 1.5g，1 日 1 ～ 3 次。3 岁以内小儿酌减。温开水送服。用于暴受惊恐证。

（4）羚羊角散：每支 0.3g、0.6g。每服＜ 3 岁 0.3g，1 日 2 次；3 ～ 6 岁 0.3g，1 日 3 次；＞ 6 岁 0.6g，1 日 2 ～ 3 次。频繁发作，病情重者，由医师酌情加量使用。温开水冲服。用于急惊风各证。

（5）羚珠散：每支 0.6g。每服＜ 1 岁 0.3g、1 ～ 3 岁 0.3 ～ 0.6g、＞ 3 岁 0.6g，1 日 3 次。温开水冲服。用于急惊风各证。

2. 针灸疗法

（1）体针：①外感惊风，取穴人中、合谷、太冲、手十二井（少商、商阳、中冲、关冲、少冲、少泽），或十宣、大椎。以上各穴均施行捻转泻法，强刺激。人中穴向上斜刺，用雀啄法。手十二井或十宣点刺放血。②湿热惊风，取穴人中、中脘、丰隆、合谷、内关、神门、太冲、曲池。上穴均施以提插捻转泻法，留针 20 ～ 30 分钟，留针期间 3 ～ 5 分钟施术 1 次。

（2）耳针：取穴神门、脑（皮质下）、心、脑点、交感。强刺激，每隔 10 分钟捻转 1 次，留针 60 分钟。

3. 推拿疗法

（1）急惊风欲作时，大敦穴上拿之，或解溪穴拿之。

（2）惊风发作时，身向前曲者，掐委中穴；身向后仰者，掐膝眼穴。牙关紧闭，神昏窍闭，掐合谷穴。

4. 西医疗法

尽快控制惊厥发作，同时积极寻找原因，止惊的同时针对病因治疗。

（1）抗惊厥：首选地西泮（安定），每次 0.3 ～ 0.5mg/kg，最大量不超过 10mg，静脉缓慢推注，注射过程中抽搐停止即可停药，防止呼吸抑制。必要时间隔 15 ～ 20 分钟后可重复用药。或用 10％水合氯醛 40 ～ 60mg/kg，保留灌肠。

（2）预防脑损伤：减轻惊厥后脑水肿。惊厥持续 30 分钟以上者，给予吸氧；20% 甘露醇 1 ～ 2g/kg，于 20 ～ 30 分钟内快速静脉滴注，必要时 6 ～ 8 小时重复 1 次。

（3）退热：物理降温，用冷湿毛巾敷额头处，过高热时头、颈侧放置冰袋。药物降温，可用布洛芬或对乙酰氨基酚口服。

【防护康复】

1. 预防

（1）按国家免疫规划预防接种，预防传染病。

（2）加强体育锻炼，增强体质，减少疾病。

（3）避免时邪感染；注意饮食卫生，不吃腐败变质食物；避免跌仆惊吓。

（4）有高热惊厥史的患儿，在发热初期，及时给予解热降温药物，必要时加服抗惊厥药物。

（5）对于暑温、疫毒痢等温疫病的患儿，要积极治疗原发病，防止惊厥发生及反复。

2. 调护

（1）抽搐发作时，切勿强制按压，以防骨折。应将患儿平放，头侧位，并用纱布包裹压舌板，放于上、下牙齿之间，以防咬伤舌体。

（2）保持呼吸道通畅。痰涎壅盛者，随时吸痰，同时注意给氧。

（3）保持室内安静，避免各种刺激。

（4）注意观察伴随神昏、抽搐出现的其他症状，及早诊断原发病。

（5）随时观察患儿面色、呼吸及脉搏变化，防止病情突然变化。

3. 康复

（1）做好病情解释，减少家长的焦虑。

（2）宣教急惊风发生的相关知识，使家长掌握一定的防治和急救技能。

（3）清淡饮食，保持心情愉悦以利康复。

慢惊风

慢惊风以来势缓慢，抽搐无力，时作时止，反复难愈，常伴神昏不醒、瘫痪为特征。多因大病、久病，如暴泻、久泻导致脾胃虚弱、脾肾阳虚，脾虚肝亢生风或虚极生风；也可因急惊风后邪毒留恋不去，损耗肝肾阴津，虚风内动。病位在肝、脾、肾，病性以虚为主，也可见虚中夹实证。本证常见于慢性腹泻、脑炎后遗症、缺血缺氧性脑病、代谢性疾病、中毒等。

【病因病机】

1. 脾虚肝旺

由于暴吐暴泻，或他病妄用汗、下之法，导致中焦受损，脾胃虚弱。脾土久虚不复，则脾虚肝旺，肝亢生风，致成慢惊之证。

2. 脾肾阳衰

若胎禀不足，脾胃素虚，复因吐泻日久，或喂养不当、误服寒凉，伐伤阳气，以致脾阳式微，气血生化乏源，筋脉失养，日久及肾，阴寒内盛，不能温煦筋脉，而成时时搐动之慢脾风证。

3. 阴虚风动

急惊风迁延失治，或温热病后期，阴液大亏，肝肾精血不足，经脉失养，或阴虚内热，灼烁筋脉，以致虚风内动而成慢惊。

【临床诊断】

1. 诊断要点

（1）具有反复呕吐、长期泄泻、急惊风频发、脑功能损伤、初生不啼等病史。

（2）起病多缓慢，病程较长。症见面色苍白，嗜睡无神，抽搐无力，时作时止，或两手颤动，筋惕肉瞤，脉细无力。

（3）根据患儿的临床表现，结合血液生化、脑电图、脑脊液、头颅 CT 等检查，以明确原发病。

2. 鉴别诊断

（1）癫痫：癫痫发作时抽搐亦可反复发作，同时可见口吐白沫或作畜鸣声，但有突发突止、醒后如常，且多次发作症状相同的特点。慢惊风抽搐反复发作，常伴神昏不醒、瘫痪，有明显的体虚证候。

（2）急惊风：急惊风起病急骤，多伴发热，实证为主，常随原发病消退而停止。

【辨证论治】

2. 辨证要点

慢惊风病程较长，起病缓慢，抽搐症状相对较轻，神昏或轻或重，有时仅见手指蠕动。慢惊风多属虚证，首先应辨脾、肝、肾亏虚之孰轻孰重，同时辨明阴虚、阳虚。脾胃虚弱者，嗜睡露睛，纳呆便溏，抽搐无力，时作时止；脾肾阳衰者，神萎昏睡，面白无华，四肢厥冷，溲清便溏，手足震颤；肝肾阴虚者，低热缠绵，肢体拘挛或强直，抽搐时轻时重，舌绛少津。

2. 治疗原则

慢惊风一般属于虚证，有虚寒和虚热的区别，正虚为本，风动为标，其治疗大法应以补虚治本为主。常用治法有温中健脾、温阳逐寒、育阴潜阳、柔肝息风。

3. 证治分类

（1）脾虚肝旺

证候 精神萎靡，嗜睡露睛，面色萎黄，不欲饮食，大便稀溏、色带青绿，时有肠鸣，四肢欠温，抽搐无力，时作时止，舌淡苔白，脉沉弱。

辨证 本证由吐泻大伤脾胃，脾虚不运，化源不足，脾虚肝旺而致。发病特点以脾胃虚弱为主，常发生于婴幼儿，初期有精神萎靡，面色萎黄，嗜睡露睛等临床症状，继而脾不制肝而动风，出现抽搐反复发作，但程度较轻。一般不伴发热。

治法 益气健脾，柔肝止痉。

方药 缓肝理脾汤加减。常用人参、白术、茯苓、炙甘草健脾益气；白芍、钩藤柔肝息风；干姜、肉桂温运脾阳。

抽搐频发者，加天麻、蜈蚣息风止痉；泄泻日久，将干姜改为煨姜，加焦山楂、益智仁温中止泻；四肢不温，便稀久泻，完谷不化者，干姜改为炮姜，加肉豆蔻、附子温肾助阳，健脾止泻；纳呆食少者，加焦六神曲、焦山楂、砂仁开胃消食。

（2）脾肾阳衰

证候 精神萎顿，昏睡露睛，面白无华或灰滞，口鼻气冷，额汗不温，四肢厥冷，溲清便溏，手足蠕动震颤，舌质淡，苔薄白，脉沉微。

辨证 本病多发生在暴泻久泻之后，体内阳气衰竭，病至于此，为虚极之候，阳虚极而生内风，是为“慢脾风”证。临床除上述阳气虚衰症状外，还可见心悸气促、脉微细欲绝等危象。

治法　温补脾肾，回阳救逆。

方药　固真汤合逐寒荡惊汤加减。常用人参、白术、山药、茯苓、黄芪、炙甘草补脾益气；附子、肉桂、炮姜、丁香温壮元阳。

汗多者加煅龙骨、煅牡蛎、五味子收敛止汗；恶心呕吐者，加吴茱萸、胡椒、半夏温中降逆止呕。

慢惊风脾肾阳衰证为亡阳欲脱之证，上述症状但见一二者，即应投以益气回阳救逆之品，不可待诸症悉具再用药，否则延误投药时机，可危及患儿生命。

（3）阴虚风动

证候　精神倦怠，形容憔悴，面色萎黄或时有潮红，虚烦低热，手足心热，易于出汗，大便干结，肢体拘挛或强直，抽搐时轻时重，舌绛少津，苔少或无苔，脉细数。

辨证　本病多发于温热病急惊风频发久作之后，邪热耗伤真阴，肝肾阴虚，筋脉失养所致。以肢体拘挛或强直，抽搐时轻时重，伴阴虚火旺证候为辨证要点。部分患儿可伴有肢体活动障碍，甚至痿废不用。

治法　育阴潜阳，滋养肝肾。

方药　大定风珠加减。常用白芍、熟地黄、火麻仁、五味子、当归滋阴养血；龟甲、鳖甲、龙骨、牡蛎育阴潜阳息风。

日晡潮热者，加地骨皮、银柴胡、青蒿清热除蒸；抽搐不止者，加天麻、乌梢蛇息风止痉；汗出较多者，加炙黄芪、浮小麦固表止汗；肢体麻木，活动障碍者，加赤芍、川芎、地龙活血通络；筋脉拘急，屈伸不利者，加黄芪、党参、鸡血藤、桑枝益气养血通络。

【其他疗法】

1. 推拿疗法

运五经，推、揉脾土，揉五指节，运内八卦，分阴阳，推上三关，揉涌泉，掐足三里。

2. 针灸疗法

（1）体针：①脾虚肝亢证：取穴脾俞、胃俞、中脘、天枢、气海、足三里、太冲。其中太冲穴施捻转泻法，余穴皆用补法。②脾肾阳虚证：取穴脾俞、肾俞、章门、关元、印堂、三阴交。诸穴均用补法。③阴虚风动证：取穴关元、百会、肝俞、肾俞、曲泉、三阴交、太溪、太冲。诸穴均用补法。

（2）艾灸：取穴大椎、脾俞、命门、关元、气海、百会、足三里。用于脾虚肝亢证，脾肾阳虚证。

【防护康复】

1. 预防

（1）积极治疗温热病、时行疫病等，预防邪陷心肝，尤其要防止急惊风反复发作。

（2）积极治疗呕吐、泄泻，尤其是暴吐暴泻、久吐久泻，以免重伤正气而成慢惊风。

2. 调护

（1）抽搐发作时，切勿强行牵拉，以防伤及筋骨。

（2）保持呼吸道通畅。痰涎壅盛者，随时吸痰，同时注意给氧。

（3）抽搐频发时要禁食；搐止后以流质为主，吞咽困难者，给予鼻饲；保证充足能量供给，必要时有条件者予静脉营养。

（4）对于长期卧床的患儿，要经常改变体位，勤擦澡，多按摩，防止发生褥疮。

（5）密切观察临床症状，结合病史，做必要的理化检查，明确原发病。

3. 康复

（1）根据原发病做好病情解释，使家长配合治疗、做好长期治疗的心理准备。

（2）有条件者，宜配合针灸、推拿等综合治疗。

【审思心得】

1. 循经论理

惊风是由不同原因、多种疾病引起，临床以抽搐、神昏为特征的常见病证，俗名“抽风”，是小儿时期常见的急重病症，且变化迅速，可以给小儿带来严重危害，自古被列为儿科四大要证之一。惊风临床分为急惊风、慢惊风两大类。起病急骤，八候表现急速有力，病情属阳属热属实者，为急惊风；起病缓，病久体虚，八候表现迟缓无力，病情属阴属寒属虚者，为慢惊风；慢惊风中出现纯阴无阳的危重证候，称为慢脾风。

由于惊风病因和临床表现的复杂性，以及医疗条件所限，古人对惊风的认识有一个漫长的过程。小儿惊风在宋代之前的中医文献中被归之于“惊痫”，指突发抽搐、神昏的病证，未能很好区分惊风和癫痫两病。小儿惊风病名，最早见于南宋刘昉《幼幼新书》转引之前医书《玉诀》中，有“急慢惊风”和“慢脾风”之称谓。宋之前的医书《石壁经》中又有“小儿慢惊风”和“小儿慢脾”之名。宋代《太平圣惠方》将惊风与痫证区别开来，并立急惊风、慢惊风之病名。钱乙《小儿药证直诀》对急、慢惊风的病因病机、辨证治疗有详细论述，钱乙创立的泻青丸、益黄散等，对治疗小儿惊风至今仍有重要的临床价值。迨至明代《医学纲目》后，痫专指小儿癫痫病，小儿惊风与癫痫两病则明确区分开来。

元代医家曾世荣概括惊风的证候特点为四证八候。四证者，指痰、热、惊、风，见于急惊风。八候者，指搐、搦、掣、颤、反、引、窜、视，在急惊风、慢惊风中都可出现，并且表示惊风正在发作。病邪深重，急惊风频发，正气大伤，正虚邪恋，日久可迁延为慢惊风。

惊风的临床表现可以分述为八候，所谓搐、搦、掣、颤、反、引、窜、视，实际上八候常常数候并见。搐者，两手伸缩；搦者，十指开合；掣者，势如相扑；颤者，头偏不正；反者，身仰向后；引者，臂若开弓；窜者，目直似怒；视者，睛露不活。八候为急惊风、慢惊风的各种抽搐表现做了归纳阐释。

急惊风的病机证候，曾世荣归纳为痰、热、惊、风。四证在急惊风发作时往往并见，而随四证之偏轻偏重不同，临床表现有差别，且四证大多混见，难以截然分开。痰证指痰涎壅盛、喉中痰鸣、神昏难醒等证候，病机为痰蒙清窍，病位主要在心，痰之来源多因邪热炼津而成，亦可为素体脾虚痰浊内蕴。热证指高热心烦、面红目赤、口渴多冷、溲黄便结等证候，病机为里热炽盛，热之发作为感受时邪、温热邪气，正邪剧争。惊证指昏谵、惊叫、恐惧不安等证候，病机为邪犯心窍、心神失主，病位在心，惊之起源由邪热炽盛，心神受扰或暴受惊恐，心神失主所致。风证指牙关紧闭、双目窜视、两手握拳、四肢抽搐、项背强直、甚则角弓反张等证候，病机为肝风内动，病位在肝，肝风之起多由热入肝经，灼烁筋脉。

惊风之病，首先需辨明急惊风、慢惊风和慢脾风，否则辨识不清，动手便错。临证时根据发病的急缓、病程的长短、是否伴有发热、发热的轻重，以及神昏、抽搐症状的轻重，审视病因病机而定。《古今医鉴·惊风》云："惊有急惊，有慢惊，有慢脾风。三者之不同，急者属阳，阳盛而阴亏；慢者属阴，阴亏而阳盛；慢脾者，亦属阴，阴气极盛，胃气极虚，阳动而躁疾，阴静而迟缓，其始也。"起病急，病程短者多为急惊风；急惊风治不及时，或病情重，惊风频发，正气大伤，可转变成慢惊风；病情进展，阳气衰微，纯阴无阳，则转成慢脾风。故临床需察病势、病机之进退而认病识证。

认识小儿惊风的病机，可以《素问·至真要大论》为指导："诸风掉眩，皆属于肝……诸热瞀瘛，皆属于火……诸痉项强，皆属于湿……诸暴强直，皆属于风……诸转反戾，水液浑浊，皆属于热。"《小儿药证直诀·五脏所主》说："心主惊，实则叫哭发热，饮水而摇；虚则卧而悸动不安。肝主风，实则目直，大叫，呵欠，项急，顿闷；虚则咬牙，多欠气。热则外生气；湿则内生气。"则对于"惊""风"的病位、临床证候分别做了阐述。

惊风作为一个常见儿科急重病证，现代认为是某些疾病过程中的变证或特殊证类。急惊风多见于外感温热病过程中，尤其是外感时邪、暑邪疫气之时。小儿形气未充，脏腑娇嫩，易为外邪所侵，且小儿体质阳常有余、阴常不足，故感邪多从阳化热，热盛则易酿痰生惊动风。正如喻嘉言《寓意草·辨袁仲卿小男死证再生奇验并详诲门人》所说："盖小儿初生以及童幼，肌肉筋骨、脏腑血脉，俱未充长；阳则有余，阴则不足。不比七尺之躯，阴阳交盛也。唯阴不足阳有余，故身内易至于生热，热盛则生痰、生风、生惊。"急惊风的发作与否，与正气强弱有密切关系。若正气旺盛，心肝正气充足，不惧邪扰，虽邪毒炽盛亦不至于发生惊风。

2. 证治有道

关于惊风的治疗原则，《小儿药证直诀·慢惊》谓："凡急慢惊，阴阳异证，切宜辨而治之。急惊合凉泻，慢惊合温补。"这段经典论述为本病治疗制定了总纲。

急惊风发病来势急，病情重，如不及时积极救治，甚至可能危及生命，或形成瘫痪、痴呆、失语、癫痫等后遗症，遗患终身。因此，急惊风的治疗原则为镇惊息风，但不可只图平息，需重视原发病的治疗，病证结合论治，才能取得良效。按照急则治其标的原则，发作时可予针刺人中、十宣、大椎等穴位以镇惊醒神，息风止痉，针刺不效时，多示病情较重，不宜反复施针，当另予西药镇痉治疗。惊风反复者，可予紫雪、琥珀抱龙丸喂服以镇惊安神，息风开窍。原发病以温热病为主，因热盛而生痰致惊动风，多有高热不退、面红目赤、心烦气粗、唇舌干燥、渴饮凉水等热势炽盛证候，夏禹铸《幼科铁镜·阐明发惊之由兼详治惊之法》提出："疗惊必先豁痰，豁痰必先祛风，祛风必先解热。"故治疗急惊风以解热为第一要义，往往热势衰而惊风自息。

热盛有表热重和里热重之异。表热盛者，临床最为常见，由风热外犯，见高热、或有恶风、流涕、咽红、咽痛、舌质红、苔薄白或薄黄、脉浮数等证候，在发病早期身热骤升时突发神昏、抽搐，约数秒至数分钟停止，发过则止，多无反复发作。治疗以疏风清热，息风镇惊为法，方用银翘散加减。常用金银花、连翘疏风清热；薄荷、菊花辛凉透表以散邪；牛蒡子、玄参清热利咽；钩藤、蝉蜕平肝息风。里热盛者，多见于夏季，感受温热时邪、暑热邪气，病情急重，起病则高热不退、头痛、面红目赤、心烦口渴，若正气不足，则邪陷厥阴，突发神昏、牙关紧闭、四肢抽搐、颈项强直等惊风证候，反复发作，甚则神昏不醒。治疗以清热泻火、息风开窍为法，常用清瘟败毒饮加减。药用石膏、黄芩、黄连、栀子清热泻火；玄参、生地黄、牡丹皮清热凉血；水牛角、钩藤、僵蚕清热息风定惊，再根据病情兼夹进行加减。临证又有湿热疫毒所致者，症见高热不解、腹胀、呕吐、便下脓血、里急后重、神昏不醒、抽搐频发、躁扰谵语、舌质红、苔黄腻、脉滑数等。治以清肠解毒，息风开窍为法，常用黄连解毒汤合白头翁汤加减。以黄连、黄柏、栀子、黄芩清热泻火解毒；白头翁、金银花、秦皮清肠化湿；钩藤、僵蚕、水牛角平肝息风定惊。大便量少、里急后重、腹胀满者，可用大承气汤清肠泄热、急下存阴，中病即止。

急惊风之重症，往往神昏不醒，此为痰蒙心窍，在息风镇惊、清热泻火的同时，需重视涤痰豁痰以开窍。邪热炽盛，炼津为痰，且小儿脾常不足，感邪之后，运化尤艰，痰浊内生。痰之有形者贮于肺，阻于气道；无形之痰蒙于心，闭塞清窍。急惊风重症之痰证，乃属顽痰胶粘，其痰阻气道，有闭肺窒息之虞；痰蒙清窍，有神明无主之忧。治痰之法，取豁痰涤痰之品以荡除痰浊，若给一般化痰之品则药力不逮。痰热蒙窍者，常加入胆南星、天竺黄、远志清热涤痰开窍；痰浊闭窍，重用石菖蒲、矾郁金、半夏豁痰开窍，或苏合香丸，每次半丸，1 日 2 次。痰阻气道，喘憋痰鸣者，加猴枣散 0.3 ～ 0.6g，1 日 2 次；鲜竹沥 10 ～ 20mL，1 日 2 次。

惊风之抽搐频作、持续累日者，属肝风旺盛，风势已盛，多为风火相扇不休，或为肝筋灼伤，治疗上息风势在必行。此时，经络风邪重着，非一般草木去风药物可解，应取全蝎、蜈蚣、僵蚕、地龙、蝉蜕、蕲蛇、羚羊角等动物药灵动之品，走经窜络，搜剔邪风，方能息风止痉。应用时需要注意，这类药物多性偏温燥，热极生风者须与清热药配伍；津血已伤者，须佐生津养血、活血通络之品，如生地黄、红花、当归、鸡血藤之类。

急惊风中热、痰、风三证并非截然分开，一般各有偏轻偏重，治疗时解热、豁痰、搜风三法常需配合使用。三法应用孰先孰后、孰轻孰重，当由辨证而定，不可拘泥。急惊风皆属急重证，辨证结合辨病，掌握标本先后。用药方法上，病情重、病势急者，应用大剂、重剂汤药，分次频服、缓服以衰其病势，不必拘 1 日 2、3 次服，正如《石室秘录·大治法》所言："阳明之火势，最盛最急，若不以大剂退火之药与之，立刻将肾水烧干矣。"抽搐发作时暂停喂药，昏迷者给予鼻饲或灌肠，并减少各种刺激，都是值得注意的。

小儿急惊风来势急速，往往在家庭中发作时来不及送医院急救，所以，教给家长简易的急救措施如指针人中、百会、合谷等可用于应急。近年来，笔者更重视探讨治未病在本病中的应用，特别是对于既往有热性惊厥史的患儿，采用发热初起便给予羚珠散口服以解热镇惊预防惊风发作的措施，有效地降低了热性惊厥的发作率，值得推广应用。

惊恐惊风是急惊风中一个特殊证类，不伴发热。此证小儿平素胆小易惊，在突然遇到强烈的刺激后，如骤然跌扑、声光刺激等，出现面色时青时赤、惊惕不安、紧偎母怀，甚则一过性神昏、抽搐、大便色青、脉数乱等症，惊后常伴有一段时间的精神紧张、夜惊、夜啼、噩梦。《寓意草·辨袁仲卿小男死证再生奇验并详诲门人》云："小儿气怯神弱。凡遇异形异声，骤然跌仆，皆生惊怖。其候面青粪青，多烦多哭。”治疗以镇惊安神为法，方用远志丸加减，后以归脾丸加减补益心脾法调补，安其心君，壮其神气，增强对外界刺激的承受力，预防惊恐惊风的再次发作。此证属于无热惊厥，受外界刺激诱发，若反复出现，还需警惕癫痫的可能，应做进一步检查以协诊。

慢惊风起病较慢，来势较缓。现代随着生活水平提高、医疗条件显著提升、各种疫苗的接种，以及急性病引发急惊风的及时治疗，慢惊风的发病率显著下降，既往常见急性胃肠炎、脑炎导致慢惊风的情况已较为少见。暴吐暴泻、久吐久泻是导致慢惊风的一个重要诱因，吐泻耗气伤阴，损伤脾胃，运化失司，导致气血生化乏源，气血亏虚，心神失养则精神萎靡、嗜睡露睛，脾虚肝旺、经筋失养则抽搐无力时作。治疗以扶脾缓肝、补气养血为法，常用缓肝理脾汤加减。以人参、白术、茯苓、炙甘草补脾益气；干姜、白豆蔻温中暖脾；白芍、当归补血养肝；钩藤息风平肝。抽搐频发者，加天麻、蜈蚣息风止痉；泄泻日久者，将干姜改为煨姜，加石榴皮、升麻、葛根升清止泻；纳呆食少者，加焦六神曲、焦山楂、陈皮扶助运化；泄泻频多，加车前子、泽泻分利小便；伤及肾阳，四肢不温，大便稀溏者，加附子、补骨脂温阳散寒止泻，或用附子理中汤加减治疗。若病情进一步加重，阴阳皆损、气血败坏，见神昏气喘、眼开惊搐、发热不退、乍寒乍热、面色淡白青黄、四肢厥冷、瘦弱不堪等症，病机为脾肾虚寒，虚阳外越，治疗急以温补脾肾，益气敛阳，方用《福幼篇》加味理中地黄汤加减。药用熟地黄、补骨脂、附子、炮姜、肉桂、枸杞子温补脾肾，引火归元；山茱萸补肾敛浮越之火；人参、白术、炙黄芪、炙甘草补脾益气；当归补血养血；酸枣仁宁心安神。高热不退者，加白芍益阴敛浮游之火；泄泻不止者，加丁香温中暖肾。病至此时，往往饮食难进，服药也比较困难，常采用少量多次分服。一般服 2 ～ 3 剂，病情明显好转，则改予补中益气汤、理中汤等方加减继续调治。又有失治误治者，病情再进，脾肾阳衰，已致危殆，见闭目少睁、饮食不进、口鼻气冷、呕吐、大便色青、四肢厥冷、手足蠕动震颤、舌质淡，脉沉微。治以回阳救逆、逐寒定惊为法。方用《福幼篇》逐寒荡惊汤，药用炮姜、丁香、胡椒、肉桂以温阳祛寒定惊。旧时饮食不进者，灌药于小儿口中，待药液慢慢咽下，即再灌之，反复喂药，现今有条件者可予插鼻饲管或胃管注入。服药后阳回不吐者，继予加味理中汤温补脾肾，补益气血。所幸现代医疗条件提升，吐泻儿童口服补液或静脉补液多能及时实施，水、电解质紊乱能及时纠正，加之疾病急性期原发病诊断能力提高，提升了早期诊断、治疗的可能性，病至慢惊风者在临床已是少见。

邪热内陷心肝不解是慢惊风另一个重要病因，温热病重症救治不及时，特别是暑温、湿温重症儿童，暑热炽盛，内陷心肝，先发为急惊风，神昏不醒、抽搐频作、高热不退，部分儿童经积极救治，发热渐退，邪衰正伤，正虚邪恋，仍见精神疲惫、或神萎嗜睡、抽搐时作、肢软无力、舌绛少津、苔少或无苔、脉细数。重者神昏不醒、饮食不进、抽搐频发而无力，转为慢惊风。病机为邪热大伤阴津，肝肾阴虚，余邪留恋，痰阻清窍，肝风时作。治疗以滋水涵木、豁痰开窍为法，以大定风珠为代表方。常用白芍、龟甲、生地黄、麻仁、麦冬、鳖甲滋阴潜阳；五味子、龙骨、牡蛎安神定惊；当归、白芍滋养肝阴肝血；远志、石菖蒲豁痰开窍；甘草调和诸药。日晡潮热者，加地骨皮、银柴胡、青蒿清其虚热；抽搐频发者，加天麻、乌梢蛇息风止痉；汗出较多者，加浮小麦、碧桃干固表止汗；肢体麻木，活动障碍者，加赤芍、川芎、地龙、僵蚕活血通络；筋脉拘急，屈伸不利者，加黄芪、党参、鸡血藤、桑枝益气养血舒筋。临证时视热、痰、风、虚之进退而辨证调整用药。本证常见于西医学的各种脑炎及重症感染引起的中毒性脑病恢复期、后遗症期。现代的一些遗传性疾病、代谢性疾病，以抽搐、神昏时作、反复不解时，亦可按慢惊风辨证论治。

综上所述，惊风的病因复杂多样，病情轻重差异较大，在辨证论治的同时，应积极结合辨病治疗，采用各种检查手段，尽可能明确原发病诊断，联合采用必要的中西医各种治法。重视防病于先，有惊风发作史、惊风发作先兆时，应早做干预，如予羚珠散、羚羊角散等药在病初服用，在中药汤剂中伍入平肝清热、镇惊安神之品，以既病防变、预防急惊风发作。对于慢惊风亦是如此，不必待诸症悉具才用药，吐泻小儿，精神萎靡不振，即需防慢惊发作。在辨证治疗的同时，加入缓肝安神祛风之品；泻下清冷，手足厥逆时，若无热象，当早用温补脾肾之药，救其阳气，以防转变为慢脾风。

第三章 黄疸

【概述】

黄疸是以目黄、身黄、尿黄为主要临床表现的一种肝胆病证。主要是由于外感湿热疫毒、内伤饮食、瘀血阻滞等原因，导致肝胆功能失调，胆液不循常道，随血泛溢引起，为临床常见病证之一。本病在新生儿期常见，其病因与胎禀因素有关，故称为胎黄，其中部分患儿延续不愈甚至加重，也有因后天因素而患黄疸者，其病因病机则与成人黄疸相似。历代医家对本病都很重视，古代医籍多有记述，现代研究也有长足进步，中医药治疗本病有较好疗效，对其中一些病证具有明显的优势。

早在《黄帝内经》已有黄疸之名，并对黄疸的病因、病机、症状等都有了初步的认识。如《素问·平人气象论》云："溺黄赤，安卧者，黄疸……目黄者曰黄疸。"《素问·六元正纪大论》云："溽暑湿热相薄，争于左之上，民病黄瘅而为胕肿。"《金匮要略》将黄疸列为专篇论述，并将其分为黄疸、谷疸、酒疸、女劳疸和黑疸等五疸。《伤寒论》提出了阳明发黄和太阴发黄两种证候，提示当时对于黄疸已有较深入的了解，认识到黄疸可由外感、饮食和正虚引起，并创制了茵陈蒿汤、茵陈五苓散等多首方剂，运用泻下、解表、清化、温化、逐瘀、利尿等多种退黄之法，这些治法和方剂至今为临床所习用。《诸病源候论·黄病诸候》记载了"急黄"的发病特点。《外台秘要·黄方三首》引《必效》曰："每夜小便中浸白帛片，取色退为验。"记载中最早利用比色法来判断治疗后黄疸病情的进退。

在儿科著作中，亦有不少医家专篇论述黄疸。如《小儿卫生总微论方·黄疸论》详细论述了小儿黄疸的特征、病因病机、轻重、鉴别诊断和治疗。《幼科铁镜·黄疸》云："盖小儿由饮食所伤，兼之湿热之气，蕴积脾胃，故成此症。面目、指爪、小便、遍身皆黄，疸症无疑，治宜地黄茵陈汤。"论述了小儿黄疸的临床表现、病因病机和治法。《婴童百问·黄疸》按黄疸的不同证候立法，列举了茵陈汤、栀子柏皮汤、犀角散、连翘赤小豆汤、茵陈五苓散、当归散、当归丸、小半夏汤、消食丸等治方。

本病与西医所述黄疸意义基本相同，能被肉眼发现。包括西医学中肝细胞性、阻塞性和溶血性黄疸，肝胆或胰腺疾病以黄疸为主要表现者，均可参照本节辨证论治。对于胎黄，因其特殊性，则归于初生儿病证中，在本丛书《儿科杂病证治·胎黄》中另作专篇论述。

【病因病机】

黄疸的病因可发为外因和内因。外因主要责之外感湿热疫毒，内因则有胎禀邪毒未清、毒瘀互结，或胎禀不足、脾虚失摄，或后天饮食所伤、脾胃虚弱，以及沙石、虫积阻滞等，其发病往往内外因相结为患。

1. 外感时邪

外感湿热疫毒等时邪自口而入，蕴结于中焦，湿热熏蒸肝胆，肝失疏泄，胆液不循常道，随血泛溢，外溢肌肤，上注眼目，下流膀胱，使身目小便俱黄，而成黄疸。若疫毒较重者，则可伤及营血，内陷心包，发为急黄。

2. 胎禀异常

新生儿胎禀湿热、寒湿邪毒，出生后湿毒郁蒸，肝胆疏泄不利，泛于肌肤而为胎黄，其未曾治愈者延及新生儿期之后，往往邪毒未清、络阻血瘀，毒瘀互结，形成瘀黄。或因先天禀赋异常，脾胃虚弱，肝胆疏泄不利，一旦为某种食物或药物所伤，则脾虚失摄、胆汁失藏、湿泛肌肤而为黄疸。

3. 饮食所伤

后天饮食不节，饥饱失常或嗜食肥腻过度，皆能损伤脾胃，以致运化功能失职，湿浊内生，随脾胃阴阳盛衰或从热化或从寒化，熏蒸或阻滞于脾胃肝胆，致肝失疏泄，胆液不循常道，随血泛溢，浸淫肌肤而发黄。如《金匮要略·黄疸病脉证并治》曰："谷气不消，胃中苦浊，浊气下流，小便不通……身体尽黄，名曰谷疸。"

4. 脾胃虚弱

素体脾胃虚弱，或劳倦过度，脾伤失运，气血亏虚，久之肝失所养，疏泄失职，而致胆液不循常道，随血泛溢，浸淫肌肤，发为黄疸。若素体脾阳不足，病后脾阳受伤，湿由内生而从寒化，寒湿阻滞中焦，胆液受阻，致胆液不循常道，随血泛溢，浸淫肌肤，也可发为黄疸。

此外，肝胆结石、蛔虫入胆，癥积瘀阻胆道，药毒伤肝、肝用失常，致胆液不循常道，随血泛溢，亦可引发黄疸。

儿童黄疸的发病，论其病因，有先天、后天之分，从病邪来说，主要是湿浊之邪，故《金匮要略·黄疸病脉证并治》有“黄家所得，从湿得之”的论断；从脏腑病位来看，不外肝胆、脾胃，而且多由脾胃累及肝胆。病理属性与脾胃阳气盛衰有关，中阳偏盛，湿从热化，则致湿热为患，发为阳黄；中阳不足，湿从寒化，则致寒湿为患，发为阴黄。临床以湿从热化的阳黄居多。阳黄和阴黄之间在一定条件下也可以相互转化，阳黄日久，热泄湿滞，或过用寒凉之剂，损伤脾阳，则湿从寒化而转为阴黄；阴黄复感湿热之邪，又可发为阳黄。

【临床诊断】

1. 诊断要点

（1）以目黄、身黄、小便黄为主症，其中目黄为必备症状。

（2）常伴脘腹胀满，纳呆呕恶，肢体困重，胁痛，或有胁下痞块等症。

（3）有胎黄不逾史，食不洁史，与肝炎病人接触史，或服用损害肝脏的药物等病史，以及过度疲劳等诱因。

（4）血清总胆红素、直接胆红素、尿胆红素、尿胆原、血清谷丙转氨酶、谷草转氨酶、肝炎病毒相关病毒抗原抗体、巨细胞病毒等抗原抗体，有关红细胞酶及红细胞膜病变的检查，以及 B 超、CT、胆道造影等检查，有助于诊断与鉴别诊断。

2. 鉴别诊断

（1）与儿童黄疸类似病证的鉴别诊断

1）萎黄：黄疸与萎黄均有身黄。黄疸以目黄、身黄、小便黄为特征；萎黄以身面发黄且干萎无泽为特征，双目和小便不黄，伴有明显的气血亏虚证候，如眩晕耳鸣，心悸少寐等。二者的鉴别以有无目黄为要领。

2）黄胖：黄胖多与钩虫病等虫症有关，以面部肿胖色黄，唇指色淡，身黄带白，但眼目不黄为特征。二者的鉴别以有无目黄及贫血为要领。

（2）儿童黄疸中一些特殊疾病的鉴别诊断：由胎黄延续而发生者此前有胎黄治疗未愈史；由感染肝炎病毒、巨细胞病毒等所致者检测相关病毒抗原抗体呈阳性；食物或药物中毒者有相关病史；遗传性球形红细胞增多症的红细胞渗透脆性增加，红细胞葡萄糖 −6− 磷酸脱氢酶（G−6−PD）缺陷症可做红细胞 G−6−PD 活性测定诊断，地中海贫血有贫血及成熟红细胞形态改变等；蛔虫或结石阻塞胆管者可由超声显像检查证实等。

【辨证论治】

1. 辨证要点

（1）辨阳黄与阴黄：阳黄由湿热所致，起病急，病程短，黄色鲜明如橘色，伴有湿热证候；阴黄由寒湿所致，起病缓，病程长，黄色晦暗如烟熏，伴有寒湿证候。

（2）辨阳黄中湿、热的偏重：阳黄属湿热为患，由于感受湿与热邪程度的不同，机体反应的差异，故临床有湿、热孰轻孰重之分。热重于湿者以黄色鲜明，身热口渴，口苦便秘，舌苔黄腻，脉弦数为特点；湿重于热者则以黄色不如热重者鲜明，口不渴，头身困重，纳呆便溏，舌苔厚腻微黄，脉濡缓为特征；临证亦可出现湿热并重的状况。

（3）辨急黄：急黄为湿热夹时邪疫毒，热入营血，内陷心包所致。急黄与一般阳黄不同，急黄起病急骤，黄疸迅速加深，其色如金，并现壮热神昏、吐血衄血等危重证候，预后较差。

（4）辨脾虚与血瘀：脾虚黄疸其黄疸颜色较淡，多反复发作，发作常与食物所伤有关，有脾虚证候；血瘀黄疸病程较久，其黄疸颜色晦暗，常有腹部膨满、胁下痞块，可伴肤色紫黯、舌质瘀紫等症。

2. 治疗原则

本病病机主要为湿浊阻滞，脾胃肝胆功能失调，胆液不循常道，随血外溢，故其治疗大法为利湿退黄。应依湿热之轻重不同，分别施以清热利湿退黄和温中化湿退黄之法；急黄则在清热利湿基础上，合用解毒凉血开窍之法，病势危笃者，应及时采取中西医结合的措施积极抢救治疗。黄疸久病者应注意扶助正气，如健脾益气、补益脾肾，湿热未清者配合清化湿热，血脉瘀滞者需加活血化瘀、痞块形成者消痞化积，视邪正关系调整祛邪和扶正用药比例。

3. 证治分类

（1）湿热发黄

证候　面目发黄，继之全身黄染，颜色鲜明，黄色如橘色。湿重者，头身困重，纳呆乏力，口淡不渴，脘闷腹胀，大便溏薄，舌苔白腻，脉濡数；热重者，发热，心烦口渴，小便黄短，大便干结，舌质红，苔黄腻，脉弦数。

辨证 本证常由湿热之邪从口而入，蕴阻中焦，熏蒸肝胆，胆汁外溢而发。湿邪重者，困阻脾胃，运化失司；热邪重者，耗伤阴津。以起病急，病程短，颜色鲜明，黄如橘色为辨证要点。

治法 清泄热毒，利湿退黄。

方药 热重者，茵陈蒿汤加减；湿重者，茵陈五苓散加减。常用茵陈清热利湿、疏肝利胆退黄；栀子清泄三焦湿热、利胆退黄；大黄通腑化瘀、泄热解毒、利胆退黄，三药合用，加金钱草、车前子清热利湿，共奏清热利湿、利胆退黄之功。湿重热轻者，去大黄、栀子，合五苓散健脾利尿退黄。

右胁疼痛较甚者，加郁金、川楝子、佛手以疏肝理气止痛；脘闷腹胀，纳呆厌油者，加陈皮、藿香、厚朴、枳壳等以芳香理气化湿；湿困脾胃，便溏尿少，口中甜者，加厚朴、苍术、佩兰、藿香燥湿助运；纳呆食少者，加炒麦芽、鸡内金、焦山楂以开胃消食。

（2）疫毒发黄

证候 起病急骤，身目黄染，迅速加深，色泽鲜明，胁痛，脘腹胀满，壮热口渴，烦躁不安，甚或神昏谵语，或衄血尿血，皮下紫斑，或有腹水，继之嗜睡昏迷，舌质红绛，苔黄褐干燥，脉弦大或洪大。

辨证 本证由感受湿热疫毒，邪毒炽盛，熏蒸肝胆，内入营血，邪犯厥阴而致。以起病急骤，黄疸迅速进展，壮热烦躁，甚则神昏出血为辨证要点。本证又称急黄。

治法 清热解毒，凉血开窍。

方药 千金犀角散加减。常用犀角（重用水牛角代之）清热解毒凉血；黄连、栀子、升麻清热泻火解毒；茵陈清热利湿、利胆退黄；生地黄、玄参、牡丹皮清热解毒凉血。

若热毒炽盛，乘其未陷入昏迷之际，急以通涤胃肠热毒为要，宜重用清热解毒药如金银花、连翘、土茯苓、蒲公英、大青叶、黄柏、黄连，或用五味消毒饮，重加大黄。如已出现躁扰不宁，或伴出血倾向，需加清营凉血解毒药，如神犀丹之类，以防内陷心包，出现昏迷。如热入营血，心神昏乱，肝风内动，法宜清热凉血，开窍息风，急用温病“三宝”：躁扰不宁、肝风内动者用紫雪；热邪内陷心包、谵语或昏愦不语者用至宝丹；热毒炽盛、湿热蒙蔽心神、神志时清时昧者，急用安宫牛黄丸。

（3）胆郁发黄

证候　身目发黄鲜明，右胁剧痛且放射至肩背，常突然出现，或寒热往来，伴有口苦咽干，恶心呕吐，便秘，尿黄，舌质红，苔黄而干，脉弦滑数。

辨证　本证多由虫、石阻塞胆道，肝胆气机郁滞，胆汁排泄不畅外溢所致。以突然身目发黄，颜色鲜明，右胁剧痛且放射至肩背为辨证要点。

治法　疏肝理气，利胆退黄。

方药　大柴胡汤加减。常用柴胡、黄芩、半夏、生姜和解少阳、和胃降逆；大黄、枳实通腑泄热、利胆退黄；白芍和脾敛阴、柔肝利胆；茵陈清热利尿退黄；大枣养胃。

胁痛重者，加郁金、枳壳、木香疏肝理气止痛；黄疸重者，加金钱草、厚朴、栀子清肝利胆退黄；胆囊见沙石者，加海金沙、鸡内金消石软坚；蛔虫阻于胆道者，加苦楝皮、槟榔驱虫消积；壮热者，加金银花、蒲公英、虎杖清热解毒；呃逆恶心者，加炒莱菔子、竹茹清胃降逆止呕。

（4）瘀积发黄

证候　身目发黄色黯，面色晦暗，胁下痞块，身体消瘦，或有午后低热，或齿鼻衄血，舌质紫暗或有瘀斑，脉沉细涩。

辨证　本证属瘀黄，多由病程日久，瘀血阻络，胆汁外溢，阻滞气机，或消灼真阴，迫血妄行而致。以身目发黄，颜色晦暗，胁下痞块，或伴衄血为辨证要点。

治法　活血化瘀，利湿退黄。

方药　血府逐瘀汤加减。常用桃仁、红花、牡丹皮、全当归、川芎活血化瘀；枳壳、桔梗、柴胡、牛膝调理气机；茵陈、金钱草清热利湿退黄；甘草调和诸药。

胁下痞块者，加鳖甲、牡蛎软坚散结；午后潮热者，加银柴胡、玄参、青蒿清其虚热。

（5）寒湿发黄

证候　身目俱黄，黄色晦暗不泽或如烟熏，右胁隐痛，痞满食少，神疲畏寒，腹胀便溏，口淡不渴，舌质淡，苔白腻，脉濡缓或沉迟。

辨证 本证属阴黄，多由先后天脾阳不足，或阳黄迁延不愈损伤阳气，寒湿困脾，胆汁不循常道；或脾气亏虚，运化失健，气血生化不足而致。以身目发黄，颜色晦暗不泽或如烟熏，神疲畏寒，腹胀便溏，舌质淡，苔白腻为辨证要点。

治法 温化寒湿，健脾利胆。

方药 茵陈术附汤加减。常用茵陈除湿利胆退黄；附子、干姜温中散寒；白术、甘草健脾和胃。

黄疸日久或时而发作，气虚湿浊不化，身倦乏力，大便稀薄者，去附子，加党参、黄芪、茯苓、桂枝、苍术、车前子健脾益气化湿。久病肝阴亏耗者，口干舌上少津，喜饮，皮肤干燥，胁下隐痛者，去附子、干姜，加北沙参、枸杞子、熟地黄、当归、麦冬、川楝子滋阴养肝疏肝。胁痛或胁下痞块者，酌加柴胡、丹参、泽兰、郁金、牡丹皮、鳖甲以疏肝利胆，活血化瘀。

【其他疗法】

1. 中药成药

（1）茵栀黄颗粒：每袋 3g。每服 1 ～ 3 岁 3g，1 日 2 次；＞ 3 岁 3g，1 日 3 次。用于阳黄证。

（2）清肝利胆口服液：每支 10mL。每服 1 ～ 3 岁 10mL，1 日 2 次；＞ 3 岁 10mL，1 日 3 次。用于阳黄证。

（3）清开灵口服液：每支 10mL。每服 1 ～ 3 岁 10mL，1 日 2 次；＞ 3 岁 10mL，1 日 3 次。用于急黄证。

（4）血府逐瘀口服液：每支 10mL。每服＜ 3 岁 5mL，1 日 3 次；3 ～ 6 岁 10mL，1 日 2 次；＞ 6 岁 10mL，1 日 3 次。用于瘀血发黄证。

2. 针灸疗法

（1）体针：阳黄证取穴：胆俞、阴陵泉、内庭、太冲、阳维、阳陵泉、建里。阴黄证取穴：至阳、脾俞、胆俞、中脘、三阴交、肾俞、足三里、肝俞。两胁疼痛者，加阳陵泉、支沟；脘腹胀闷者，加中脘、气海。1 日 1 次。

（2）耳针：取穴：胆、肝、脾、胃、耳中。毫针中等强度刺激，1 日 1 次。

3. 推拿疗法

（1）选用胆穴、阳陵泉穴点按刺激，点按力度以能耐受酸痛为宜。

（2）湿热发黄：推拿清补脾穴300次，平肝300次，清胃300次，清天河水150次，清大肠经300次，膊阳池300次。寒湿发黄、阴黄：推拿外劳宫300次，清补脾穴300次，平肝300次，二马穴300次，涌泉穴300次。

【防护康复】

1. 预防

（1）锻炼身体，增强体质。

（2）养成良好的饮食习惯，以防湿热疫毒入口。

（3）调摄精神，起居有时，合理营养。

（4）红细胞葡萄糖-6-磷酸脱氢酶（G-6-PD）缺陷症者忌食蚕豆及其制品等食品，忌用伯氨喹、阿司匹林、磺胺类等药物，贮放患儿衣服的衣柜内勿放置樟脑丸。

2. 调护

（1）易消化、富有营养的饮食，保证营养供给。

（2）禁食生冷、油腻、辛辣之品，不吃油炸、坚硬的食物。

（3）急性期或慢性活动期应适当卧床休息，有利整体功能的恢复；急性期后，根据体力情况，适当增加户外活动。

3. 康复

（1）坚持治疗，直至肝胆功能完全正常。

（2）做好预防措施，避免病情反复。

【审思心得】

1. 循经论理

黄疸是以目黄、身黄、尿黄为主要特征的一种肝胆病证，其中以目睛黄染为重要特征。主要因外感湿热疫毒，内为饮食所伤，脾胃虚弱，以及肝胆结石、虫积、瘀阻等，或内外因相合为患，肝胆功能失常，胆液不循常道，随血泛溢而成。本病不分年龄，男女老少皆可罹患，儿童发病有其包括先天因素在内的特点。

古人对黄疸认识较早，经过历代的发展和完善，积累了丰富的诊疗经验，提出了系统的学术观点。现存黄疸的最早相关记载见于长沙马王堆三号汉墓出土的《阴阳十一脉灸经》和《足臂十一脉灸经》。黄疸病名首见于《黄帝内经》，《素问·平人气象论》云："溺黄赤，安卧者，黄疸……目黄者曰黄疸。"在《伤寒论》《金匮要略》中有专篇论述，并有成熟的诊疗方法，所用方剂沿用至今。历代儿科医家除对胎黄有深刻认识外，对小儿黄疸也有不少记载，一些医家专篇论述了小儿黄疸。如《小儿卫生总微论方·黄疸论》中详细论述了小儿黄疸的特征、病因病机、轻重、鉴别诊断和治疗。

黄疸的病因分为外因和内因，外因主要为感受湿热疫毒，内因为饮食所伤、脾胃虚弱等。现代结合西医学知识，又认识到肝胆砂石、蛔厥虫体阻滞胆道、药毒损伤等病因。黄疸的病位历代均认为主要在脾胃，病机为湿（热）阻脾胃，脾湿蒸发而成。如《金匮要略·黄疸病脉证并治》有"黄家所得，从湿得之"的论述。《诸病源候论·小儿杂病诸候·黄疸病候》说："脾与胃合，候肌肉，俱象土，其色黄。胃为水谷之海，热搏水谷气，蕴积成黄。蒸发于外，身疼膊背强，大小便涩，皮肤、面目、齿爪皆黄，小便如屋尘色，着物皆黄是也。"在晚清和民国期间，随着中西医的汇通，又认识到与肝胆疏泄失常有关，并提出了"胆汁入血"学说。现代中医认为病位在脾胃肝胆，而且多是由脾胃累及肝胆。

黄疸的基本病机是湿浊阻滞中焦。多因感受湿热时邪，其病理属性与脾胃阳气盛衰有关。中阳偏盛，湿从热化，则致湿热为患，发为阳黄；中阳不足，湿从寒化，则致寒湿为患，发为阴黄。至于急黄则为湿热疫毒炽盛所致。阳黄和阴黄之间在一定条件下可以相互转化。

本病辨证首先应辨别阳黄与阴黄、阳黄湿与热的偏重以及急黄。临证从起病的急缓、皮肤黄染的色泽，多可分辨阳黄与阴黄。阳黄责之湿热为患，又需辨别湿与热邪的孰轻孰重，有湿重热轻、热重湿轻、湿热并重之异同。黄疸之急黄，病势危笃，治不及时，往往危及生命，故阳黄者需警惕急黄的可能，观察有无征兆，及时发现，以免耽误病情。又有病程迁延或反复发作者，则常见为肝络瘀阻或者脾虚湿浊不化。

2. 证治有道

黄疸虽与脾胃关系密切，然病不离肝胆，胆汁若不外溢则不至发黄，故利湿（胆）退黄是其主要治法。临证视机体正气的盛衰分阴阳两类论治，阳气充足，湿热为患，治以清肝利胆、祛湿退黄为法；阳气衰弱，阴寒内盛，治以温阳化气、利湿退黄为法；急黄则应在清热利湿基础上，合用解毒凉血开窍之法，更需要中西医结合救治，提高疗效。肉眼黄疸消退之后，并不意味着病已痊愈，宜结合肝功能等检查，辨证与辨病结合，继续善后治疗，做到除邪务尽，以防病情反复。

临证小儿黄疸常从阳黄、阴黄分治。黄疸初起者多为阳黄，两目皮肤小便俱黄，颜色鲜明为主症，湿热蕴结肝胆是其主要病机，清热利湿退黄是主要治法，代表方为茵陈蒿汤。茵陈蒿汤出自《伤寒论》，用治湿热黄疸，《伤寒论·辨阳明病脉证并治》谓："伤寒七八日，身黄如橘子色，小便不利，腹微满者，茵陈蒿汤主之。"常用量：茵陈 15g，栀子 10g，大黄 6g。方中重用茵陈为君药，清热利湿退黄，使湿热之邪从小便而出；栀子为臣药，清利三焦、泻火利尿，导湿热从小便而解；大黄泻热通便，使湿热之邪随大便而下。三药合用，以利湿药与泄热药相配，通利二便，前后分消，湿热得行，郁热乃解。临证时根据小儿的年龄、体质强弱、正邪盛衰等情况适当调整三药用量。湿重于热者，减栀子、大黄用量，加茯苓、泽泻、猪苓、白术以利尿渗湿；热重于湿者，加黄柏、金钱草、车前子清热利尿退黄；右胁疼痛者，加郁金、川楝子、枳壳以疏肝理气止痛；脘闷腹胀，纳呆厌油者，加陈皮、藿香、佩兰、厚朴等以芳香化湿理气；纳呆不思食者，加炒麦芽、鸡内金、六神曲以醒脾消食化积。阳黄治疗宜保持二便通利，使邪有出路，不可过早补益，以免闭门留寇，邪衰正虚。黄疸明显减轻，出现精神疲倦、乏力多汗、纳呆、口渴等见症，为气阴受伤，应及时佐用益气养阴之品，顾护正气。

阳黄之急重症，称为急黄。起病急骤，病情迅速加重，邪入营血，内犯厥阴，可危及生命。因此，凡属阳黄，需注意观察有无急黄的见症，如壮热不退、烦躁、斑疹、衄血尿血、神昏、抽搐等。若出现此类见症，急需以清热凉血、解毒开窍治疗，常用千金犀角散合茵陈蒿汤加减。热毒炽盛、大便不通、腹胀者，宜急以荡涤肠腑，可用大承气汤，起釜底抽薪、急下存阴之效，以衰其病势。热入营血，心神昏乱，肝风内动者，在清热利湿、解毒退黄治疗的同时，合用清热凉血，开窍息风治法，常配合中医药急救丹药温病“三宝”。躁扰不宁，肝风内动者用紫雪；热邪内陷心包，谵语或昏愦不语者用至宝丹；热毒炽盛，湿热蒙蔽心神，神志时清时昧者，急用安宫牛黄丸。急黄应住院治疗，中西医结合救治，方能提高疗效。

小儿阴黄者，多由阳黄迁延而来。小儿稚阴稚阳之体，湿邪困脾伤阳，清热利湿之剂亦可伤人阳气，若病邪久羁，肝木克脾土，热衰正伤，脾阳受损，不能温煦中焦，湿从寒化，转化为阴黄。治疗上以健脾和胃，益气温中，佐以利湿退黄，常用茵陈术附散加减。方中以白术、茯苓健脾益气和胃；干姜温中散寒；泽泻、茵陈利湿退黄；木香、白豆蔻行气温中化湿。畏寒神疲、恶心呕吐者，加附子温阳散寒；食少纳呆者，加焦山楂、焦六神曲开胃消食；胁下痞块者，加丹参、郁金、赤芍、鳖甲以活血化瘀、软坚散结；余热未清者，加栀子清利湿热。若是以脾气亏虚水湿不化为主者，又可以参苓白术散加减治疗。

在小儿黄疸治疗中，应重视顾护脾胃。黄疸因湿邪为患，湿性黏腻，易伤脾胃，且清热、利湿之药亦易损伤脾胃，脾胃受伤，更损其运化水湿功能，故在治疗中应顾护脾胃，有脾虚见症时，随证佐用太子参、党参、黄芪等健脾益气之品。

瘀积发黄者，主要见于肝脏实质性病变，如毛细胆管性肝炎、肝硬化等病，治法为活血化瘀退黄，以血府逐瘀汤加减，久病者可合用鳖甲煎丸。胆郁发黄者，主要见于胆结石、胆道蛔虫阻塞胆管所致，以疏肝利胆退黄为治法，常用大柴胡汤加减，结合排石、驱虫之剂。两证在小儿现均较少见。

如前所述，黄疸还应当考虑原发病辨病辨证结合治疗。例如：病毒性肝炎急性期多属阳黄，需使用清肝解毒利湿退黄之品；红细胞酶缺陷所引起的溶血性黄疸虽来势较急，但多属阴黄，常需用益气摄血养血治疗；钩端螺旋体病黄疸多见为暑湿疫毒，当用清热解毒、利湿退黄治疗；传染性单核细胞增多症热瘀肝胆形成黄疸者，需用清热利湿、解毒化瘀治法，辨证加入火炭母、岗梅根、土牛膝、板蓝根、田基黄、虎杖等或有助于提高疗效。

小儿黄疸还应当检测肝功能是否有异常，即使临床症状消失后仍需监测肝脏功能，以了解肝脏受损情况。肝功能异常主要表现为血清谷草转氨酶、谷丙转氨酶、γ－谷氨酰转肽酶升高，部分可伴总胆红素升高。针对此类情况，在辨证论治积极治疗原发病的同时，需注意祛邪、扶正诸法的灵活应用。一般说来，在阳黄、急黄阶段，以清热利湿退黄祛邪为主，可适当加用柔肝理血之品，如赤芍、白芍、丹参、珍珠草、牡丹皮等药。若是病后以肝功能异常为主要或唯一“见症”，则需详审小儿咽喉、面色、出汗、舌脉、食欲、二便等情况，分辨其气血阴阳盛衰，审察其体质之偏颇，调理其体质以护肝善后。如属气虚者用黄芪、党参、茯苓、薏苡仁、白术、扁豆等健脾养肝；属阴虚者用枸杞子、熟地黄、山茱萸、怀山药、白芍、五味子等护阴柔肝；兼血瘀者加当归、丹参、泽兰、莪术、水蛭、鸡内金等活血软坚。

第四章 痹病

【概述】

痹病是指人体感受风、寒、湿、热之邪，痹阻经络，致使气血运行不畅，筋骨关节失于濡养，引起筋骨、肌肉、关节等处疼痛、酸楚、重着、麻木，或有关节红肿热痛，甚至屈伸不利、变形等症状的一类疾病。轻者病在四肢关节肌肉，重者可内舍于脏。以往亦称“痹证”“痹症”。

本病一年四季均可发生，尤多见于秋冬季节，气候的突变往往使症状加重。潮湿寒冷、高山滨海地区患病较多。痹病发于儿童，与患儿禀赋不足、正气亏乏、感受风寒湿热之邪有关。若病程缠绵或治疗不当，日久不愈，病邪可内传入脏，导致气血阴阳受损，出现脉律不整、心悸或肌肉瘦削、腰膝酸软等症，甚至成为终身痼疾。

痹病的记载，首见于《黄帝内经》，书中提出痹病的病因为“风寒湿三气杂至”，将痹病分为行痹、痛痹、着痹 3 种。并指出痹病迁延不愈，复感于邪，内舍其合，则引起脏腑痹。汉代张仲景在《伤寒杂病论》中论述了太阳风湿病，以及湿痹、历节、血痹、肾痹的辨证论治。《华佗中藏经·论痹》提出暑热是痹病发病的病因之一，故此提出热痹的名称。明代《景岳全书》强调机体正气的盛衰在痹病发病中占有重要位置。《医宗金鉴》则主张以虚实归纳诸痹。叶天士对痹久不愈者，提出“久病入络”之学说，王清任《医林改错》有瘀血致痹之论。中医儿科古籍对痹病论述不多，但《仁斋小儿方论》《保婴撮要》等书对鹤膝风则有专篇阐述。

本病的临床表现多与西医学的结缔组织病、骨与关节疾病等相关，如风湿性关节炎、类风湿性关节炎、强直性脊柱炎、痛风、急性良性肌炎、关节滑膜炎等，这些疾病表现为痹病时，均可参考本篇内容辨证论治。

【病因病机】

痹病的病因有内、外之别。内因主要为体质虚弱，正气不足；外因则责之风、寒、湿、热侵袭。

1. 正气亏虚

小儿先天禀赋不足，肝肾亏损，或后天喂养不当，气血两虚，或病久体弱，均可致小儿正气不足，卫外不固，腠理空虚，易于感受外邪。感邪之后，正虚无力驱邪外出，致使外邪得以逐渐深入，流连于筋骨血脉，阻碍气血而成痹病。《济生方·痹》说："皆因体虚，腠理空疏，受风寒湿气而成痹也。"

2. 感受外邪

小儿久居严寒之地，或冒雨涉水，或睡卧当风，感受风寒湿邪、风湿热邪，流注于肌肉、关节、筋脉，致使气血经络闭阻而成痹病。若素体阳气偏胜，感受风湿外邪之后，邪气郁而化热，易生热痹。正如《素问·痹论》所说："风寒湿三气杂至，合而为痹也。"

本病风、寒、湿、热之邪往往相互为虐，以成各种证类。邪气流注肌肉、筋骨、关节，造成经络壅塞，气血运行不畅，肢体筋脉关节失养而拘急是本病的基本病机。人体感受风、寒、湿、热邪气的种类和轻重不一，临床有不同的表现。风邪重者，病邪流窜，疼痛部位游走不定，称为行痹；寒邪甚者，疼痛剧烈，遇寒痛增，得热痛减，称为痛痹；湿邪甚者，疼痛重着不移，肌肤麻木，称为着痹；热邪甚者，关节红肿热痛，常伴发热，称为热痹。

本病初起多为实证，久病则耗伤正气而虚实夹杂，伴见气血亏虚，肝肾不足的证候。痹病日久不愈，正气渐虚，病变日甚，血脉瘀阻，津液凝聚，痰瘀互结，闭阻经络，深入骨骱关节，出现关节肿胀畸形等症，甚至深入脏腑，出现脏腑痹的证候。

【临床诊断】

1. 诊断要点

（1）病前可有喉痹、乳蛾等病史，或涉水淋雨、久居湿地等生活史。

（2）典型者以四肢大关节走窜疼痛为主，伴重着、酸楚、麻木、关节屈伸不利。可伴有恶寒、发热等。或初起多以小关节呈对称性疼痛肿胀，多发于指关节或背脊，活动不利。病久受累关节呈梭形肿胀、压痛拒按，活动时疼痛。后期关节变形僵直、周围肌肉萎缩。

（3）也有以下肢肌肉疼痛为主者，关节活动无异常。

（4）部分患者可有四肢环形红斑或结节性红斑。常有心脏受累。

（5）实验室检查：根据原发病表现不一，可有类风湿因子阳性，发作期血沉增快，或磷酸肌酸激酶显著升高，抗链球菌溶血素“O”升高。X线摄片可见骨骼改变，或关节骨面侵蚀样改变，关节半脱位、脱位，以及骨性强直，关节面融合等。

2. 鉴别诊断

痹病与痿病鉴别。两者均可出现活动受限。鉴别要点首先在于痛与不痛，痹病以关节疼痛为主，而痿病则为肢体萎弱，无疼痛症状。其次要观察肢体的活动障碍，痿病是无力运动，表现为手足软弱无力，甚至手不能持物、足不能任地；痹病是因痛而影响活动，为活动障碍。再者，部分痿病病初即有肌肉萎缩，而痹病则是由于疼痛甚或关节僵直不能活动，日久废而不用方导致肌肉萎缩。

【辨证论治】

1. 辨证要点

（1）辨病邪偏胜：痹病多由风寒湿热之邪外侵所致。风邪偏胜者为行痹，其疼痛呈游走性，无一固定部位；寒邪偏胜者为痛痹，其疼痛剧烈，痛有定处，并有遇寒则剧、得热稍减的特点；湿邪偏胜者为着痹，酸痛重着，肢体麻木，随气候变化症状可加重或减轻；热邪偏胜者为热痹，多见关节红肿热痛，兼有身热口渴等症状；关节疼痛日久，肿胀局限，或见皮下结节者，为痰凝；关节肿胀，僵硬，疼痛不移，肌肤紫暗或瘀斑者，为瘀滞。

（2）辨证候虚实：一般而言，新病多实，久病多虚。实者，发病较急，痛势较剧，脉实有力；虚者，发病较缓，痛势绵绵，脉虚无力。病程缠绵，日久不愈，常为痰瘀互结，肝肾亏虚之虚实夹杂证。

（3）辨阴阳体质：平素体质的阴阳盛衰差异，往往决定着受邪的性质及转归。阳虚体质的患者，多呈虚胖体型，面色㿠白，多汗畏寒，气短乏力，大便溏薄或次数增多，舌胖大质淡，脉虚，发病多为风寒湿痹。阴血不足之体，多呈瘦削体型，面色灰暗，或面黄颧赤，潮热盗汗，五心烦热，舌红少苔，脉细数，易患风湿热痹。

2. 治疗原则

痹病初起以实证为多，治疗应以祛邪为主，根据感受风、寒、湿、热之邪的偏颇，分别投祛风、散寒、利湿、清热等法，配合疏经通络。痹病日久可致痰凝血瘀，临床应配以化痰活血通络之品，久痹耗伤气血，损及肝肾，治疗则当以扶正为先，或扶正祛邪并用。

3. 证治分类

（1）行痹

证候 肢体关节、肌肉疼痛酸楚，屈伸不利，可涉及肢体多个关节，疼痛呈游走性，初起可见有恶风、发热等表证，舌淡红，苔薄白，脉浮或浮缓。

辨证 本证多因感受风寒湿邪，以风邪为著，留滞经脉，闭阻气血。风性善行而数变，则见关节游走性疼痛；外邪束表，营卫失和故见恶风发热。本证以肢体多个关节疼痛酸楚、游走不定为辨证要点。

治法 祛风通络，散寒除湿。

方药 防风汤加减。常用防风、麻黄、桂枝、葛根祛风散寒、解肌通络止痛；当归养血活血通络；茯苓、生姜、大枣、甘草健脾渗湿、调和营卫。

全身关节疼痛者，加鸡血藤、丝瓜络、豨莶草、海风藤祛风湿通经络；心悸、气短，脉结代者，加生脉散益气养阴；关节肿大色赤者，加连翘、黄柏清热利湿。

（2）痛痹

证候 肢体关节疼痛较剧，甚如刀割针扎，痛有定处，遇寒痛增，得热痛减，日轻夜重，关节屈伸不利，舌淡红，苔薄白，脉弦紧。

辨证 本证多发于秋冬气候寒冷季节，感受风寒湿邪，以寒邪为著，痹阻经脉气血而发。以肢体关节剧痛不移，遇寒痛甚，得热痛缓为辨证要点。

治法 散寒止痛，祛风除湿。

方药 乌头汤加减。常用制川乌、麻黄、细辛祛风散寒除湿；芍药、甘草缓急止痛；秦艽、茯苓祛风除湿。

疼痛剧烈者，加制草乌、乳香、没药散寒活血止痛；疼痛以肩肘为主者，加羌活、姜黄散寒通络止痛；疼痛以膝、踝关节为主者，加牛膝，木瓜祛风除湿；疼痛以腰脊为主者，加杜仲、桑寄生、老鹳草强筋骨壮腰膝。

（3）着痹

证候　肢体关节疼痛重着，或肿胀、痛有定处，肌肤麻木不仁，手足沉重，活动不便或胸脘痞闷，泛恶，纳少，舌淡红，苔白腻，脉沉缓。

辨证　本证患儿多有久居湿地或冒雨涉水病史，感受风寒湿邪，以湿邪为著，痹阻经络气血而致。以发作时肢体关节重着为主，疼痛较痛痹为轻，并有阴雨天加重等特点。

治法　除湿通络，散寒祛风。

方药　薏苡仁汤加减。常用薏苡仁、苍术、防己健脾利湿；麻黄、桂枝祛风散寒通络；羌活、独活、防风、海桐皮祛风湿散风寒止痛；木瓜祛风除湿。

小便不利，身形浮肿者，加猪苓、泽泻、茯苓利水祛湿；关节肿大变形，加当归、红花、乳香、没药、穿山甲活血化瘀、和血通络；心悸者，加生晒参、五味子、麦冬、丹参、鸡血藤益气养阴和血。

（4）热痹

证候　关节红肿热痛，得冷稍舒，痛不可触，关节屈伸不利，兼有发热口渴，大便秘结，小便赤灼，舌质红，苔黄腻，脉滑数。

辨证　本证患儿多有外感病史，感受风湿热邪，以热邪为著，痹阻经络气血，流注关节而致病。以关节红肿热痛，得冷稍舒，痛不可触，关节屈伸不利，常伴发热为辨证要点。

治法　清热通络，祛风除湿。

方药　白虎加桂枝汤加味。常用石膏、知母清热泻火；桂枝、桑枝、威灵仙祛风通经活络；金银花、黄连、虎杖清热解毒利湿；赤芍、牡丹皮清热凉血；甘草调和诸药。

头痛胸闷，舌苔黄腻，脉濡数者，加藿香、佩兰透邪化湿；汗出、口渴，加石斛、天花粉清热生津；下肢肿痛，小便短赤者，加海桐皮、防己、萆薢清热利尿通络。心悸、胸闷、憋气者，加生晒参、麦冬、五味子、茯苓益气养阴、宁心安神；皮肤见环形红斑，皮下结节者，加水牛角、地龙清热凉血、通络化瘀。

（5）顽痹

证候　肢体关节疼痛反复发作，骨节僵硬变形，疼痛剧烈或麻木不仁；关节或红肿焮热，兼见发热、口渴、尿赤；或关节冷痛，遇寒加剧，得热暂安；舌质紫，或见瘀斑，脉细涩。

辨证 本证为痹病日久，反复难愈，气血壅滞，运行不利而变生瘀血痰浊，停留于关节骨骱所致。本证以肢体关节刺痛固定，反复发作，骨节僵硬变形为特征。

治法 活血化瘀，化痰通络。

方药 身痛逐瘀汤加减。常用桃仁、红花、赤芍、五灵脂、乳香、没药、川芎活血化瘀、消肿止痛；地龙、全蝎、乌梢蛇搜风通络；羌活、独活、秦艽、牛膝祛风湿、散寒止痛；香附理气止痛；甘草调和诸药。

痰浊滞留，皮下有结节者，加胆南星、天竺黄化痰散结；痰瘀不散，疼痛不已者，加穿山甲、白花蛇、蜈蚣搜风通络；关节红肿焮热，伴发热口渴，尿赤者，加忍冬藤、桑枝、虎杖、石膏、黄柏清热化痰、通络止痛；关节冷痛，遇寒加剧，得热暂安者，加附子、川乌、桂枝散寒止痛。

若瘀血痹阻，关节疼痛，甚至肿大、强直、畸形，活动不利，舌质紫暗，脉涩，可选桃红饮。久痹不愈，伴血虚肾亏者，改用益肾蠲痹丸。

（6）虚痹

证候 痹病日久不愈，骨节酸痛，肢体屈伸不利，肌肉萎缩，面黄少华，心悸乏力，气短自汗，舌质淡，舌苔白，脉弱。

辨证 本证多发生于痹病后期，气血耗伤，筋骨肌肉及脏腑失养所致。以骨节酸痛，肌肉萎缩，心悸气短，严重者伴见肝肾亏损之征象为辨证要点。

治法 益气养血，通络止痛。

方药 黄芪桂枝五物汤加味。常重用黄芪补气生肌；桂枝、白芍、甘草调和营卫；白术健脾益气；当归、鸡血藤补血和血止痛。

骨节疼痛较甚者，加姜黄、防风、秦艽、豨莶草祛风湿、散寒止痛；倦怠乏力者，加党参、茯苓、炙甘草健脾益气；腰膝酸软无力者，加杜仲、巴戟天、桑寄生补肝肾、强筋骨；肝肾不足者，可用独活寄生汤加减。

【其他疗法】

1. 中药成药

（1）风湿关节炎片：每片 0.31g。每服 1 ～ 3 岁 1 ～ 2 片、3 ～ 6 岁 3 片、6 岁以上 4 片，1 日 2 次。用于痛痹、顽痹。本品含马钱子，不宜长期、过量服用。

（2）风湿寒痛片：每片 0.3g。每服 1 ～ 3 岁 2 ～ 3 片、3 ～ 6 岁 4 片、6 岁以上 6 片，1 日 2 次。用于顽痹、虚痹。

（3）独活寄生丸：每丸 9g。每服 1 ～ 3 岁 3g、3 ～ 6 岁 4.5g、6 岁以上 9g，1 日 3 次。用于顽痹、虚痹。

2. 药物外治

（1）艾叶 15g，生川乌、生草乌、白芷、川芎、羌活各 10g, 上药共为粗末，分为 2 份，各装入布口袋，封口放入水中煎煮，煮时加鲜大葱 4 ～ 5 根，生姜 1 片，均捣碎。煮沸 20 分钟后，取出 1 个口袋，将水压干，趁热敷贴痛处，两口袋轮流使用。每次热敷 15 分钟，1 日 2 次，每剂可用 2 ～ 3 次。热敷时注意不要当风，敷后擦干，注意保温。谨防入口，以免中毒。生川乌、草乌难得者，可用制川乌、制草乌代替。用于痛痹、着痹、行痹。

（2）坎离砂，适量。加醋，湿敷痛处。用于痛痹。

（3）活络油：外搽疼痛关节处，搽完后注意局部毛巾包裹保暖。用于除热痹外各证。

（4）双柏散：常用温水调成硬膏贴敷于肌肉、关节等疼痛部位，有消肿止痛功效。用于热痹。

3. 针灸疗法

（1）上肢肩胛肘关节：主穴：肩髃、曲池、合谷、肺俞；配穴：支沟、后溪、尺泽、天井、肩髎。

（2）上肢腕、掌、指关节：主穴：外关、曲池、合谷；配穴：阳溪、阳池、阳谷、中渚、八风、十宣、经渠、太渊、腕骨。

（3）脊柱：主穴：风府、大椎、腰俞、肺俞、厥阴俞；配穴：环跳、委中、昆仑。

（4）下肢关节：主穴：肾俞、大肠俞、八髎、腰俞、环跳、阳陵泉、足三里；配穴：风市、伏兔、阴市、行间、解溪、委中、承山、窍阴、绝骨、昆仑、照海、然谷、内庭、中冲、玉阴、中封。

针刺时要注意补泻手法，实证多用泻法，虚证多用补法，虚中夹实可补泻兼施；重病宜先针健侧主穴，后针患侧主穴，待病情减轻后，可先针患侧主穴。患者自觉以酸、痛、软、麻木为主者，可多灸少针；胀痛、红肿，只针不灸。一般留针时间以 10 ～ 15 分钟为宜。

4. 推拿疗法

（1）强直性脊柱炎：患者侧卧位，屈髋屈膝。术者位于患者背侧，一手按于患者肩前，一手按于臀部，双手轻轻向相反方向推动，趁患者腰部放松时，再适当用力抖扳。也可配以按揉、点穴等方法。增加按揉脊柱的两侧，自上而下反复 4 ～ 5 次，双拇指沿棘突两侧按穴自上而下反复 4 ～ 5 次，双手鱼际顺背部两侧向外分推于季肋部 4 ～ 5 次，叩击沿后背进行。双手摇踝，轻屈髋作伸屈牵动 3 ～ 4 次。一手摇动双踝，一手按于微屈双膝，左右摇动髋部。稍久加压后再以双手握踝牵拉伸直。

（2）髋痛：患者伏卧按环跳以肘代指，下肢伸直，一手摆于膝前，另一手扶臀略外侧，向对方轻轻搬动。然后仰卧位，伸直下肢，拇指按点压于臀大肌处，余四指扶于鼠蹊部，拇指用力向上内点按有酸胀感，揉动半分钟轻轻松开，再以拇指点压髀关穴（相当于股动脉），渐用力停留半分钟，轻轻松手后患者感下肢热即止，最后摇髋牵抖。

（3）膝痛：患者仰卧位，先拿血海、梁丘、阳陵泉、阴陵泉、膝眼穴。然后滚揉大腿部，按揉伏兔穴，作被动膝关节活动，挤、按、揉、推膝关节周围，拿揉委中、承山、解溪穴。以姜酒外搽，再行按揉膝部。可缓解痉挛，祛瘀消肿止痛，松解粘连。

5. 物理疗法

（1）磁疗法：将磁片直接贴敷于人体一定的穴位和患病局部，利用磁片产生的恒定磁场治病。一般用 800 ～ 1500GS 的小磁片贴敷于患病关节及其临近穴位。如膝关节取穴膝眼、鹤顶、阴陵泉。腕关节取穴内关、外关。肘关节取穴曲池、手三里。指关节、踝关节等小关节用两个磁片异名极对置贴敷，在两个磁片之间形成贯通磁场。如大关节部位较深，宜用高磁场程度的磁块。

（2）氦－氖激光穴位照射：颈椎病变可选用大杼、风池、痛点（阿是穴）、椎体横突间或椎间之相应穴位；腰椎病变常取的穴位是环跳、肾俞、委中、上髎、昆仑、承山及病变椎体邻近的相应穴位；膝关节病变取患侧内外膝眼、阳陵泉、足三里、悬钟、昆仑、犊鼻、梁丘等穴。1日1次，每次取3～5个穴位，每穴5分钟，10～12次为1个疗程。为提高疗效，照前穴位可涂紫药水，促进光能的吸收。

6. 西医治疗

（1）阿司匹林：用量100mg/（kg·d），少数病例需增加到120mg/（kg·d），每6小时1次，分4次口服，每日总量不超过10g。开始剂量用至体温下降，关节症状消失，血沉、C反应蛋白及白细胞下降至正常，大约两周左右减为原量的3/4，再用两周左右，以后逐渐减量至完全停药。单纯关节炎者用药4～6周，有轻度心脏炎者宜用12周。

（2）泼尼松：用量为2mg/（kg·d），分3～4次口服，开始用量持续2～3周，以后缓慢减量，至12周完全停药。或在停泼尼松前1周，加用阿司匹林治疗，继用6～12周，时间久暂可视病情而定。

（3）免疫抑制剂：全身症状严重，严重进展性关节炎应用阿司匹林或泼尼松未能控制者可试用免疫抑制剂。常用有环磷酰胺2～3mg/（kg·d），或硫唑嘌呤1～2.5mg/（kg·d），均口服。此类药物副作用较大，应慎用。

【防护康复】

1. 预防

（1）注意防寒、防潮和保暖，尤其在气候变化反常时，要避免汗出当风，防止受凉感冒。

（2）加强体育锻炼，增强体质，避免风寒湿热侵袭。

（3）积极彻底治疗急喉痹、急乳蛾，以防传变发展成痹病。

2. 调护

（1）注意防寒避湿，可在疼痛处加用防护用品，阴雨寒湿天气更应注意保护，以免病情加重或急性发作。热痹患儿虽不畏寒，但也不宜直接吹风着凉。

（2）饮食宜营养丰富，少食辛辣刺激食物。痛痹者忌食生冷，宜食羊肉等温性食物；热痹者宜多食蔬菜水果。还可根据脏腑气血不足的情况，酌情选用各种补养食品，以增强机体的抗病能力，防止变证。

3. 康复

（1）部分痹病属顽疾，要树立家长和儿童战胜疾病的信心，坚持和配合治疗。

（2）坚持适宜的运动，以利康复。

（3）有条件者配合针灸、推拿、康复训练等综合治疗，可增强疗效。

【审思心得】

1. 循经论理

痹病是指人体感受风、寒、湿、热之邪，阻滞经络，致使气血运行不畅，筋脉关节失于濡养，引起筋骨、肌肉、关节等处的疼痛、酸楚、重着、麻木，以及关节红肿热痛，甚至屈伸不利、变形等一类疾病。过去也被称为“痹症”“痹病”。

关于痹病，中国古代认识较早，相关论述丰富。如《素问·痹论》云：“风寒湿三气杂至，合而为痹也。其风气胜者为行痹、寒气胜者为痛痹、湿气胜者为着痹也。”最早提出痹病的定义，论述了痹病的分类，一直有效地指导着临床。《诸病源候论·风病诸候上》说：“痹者，风寒湿三气杂至合而成痹。其状肌肉顽厚或疼痛，由人体虚腠理开，故受风邪也，病在阳曰风，在阴曰痹，阴阳俱伤曰风痹。”详细论述痹病的病因病机和种类。中医儿科古籍对痹病专论不多，相关记载主要为鹤膝风。《保婴撮要》中有“鹤膝行迟”专篇论述。《仁斋小儿方论·杂证》云：“小儿禀受不足，气血不充，故肌肉瘦薄，骨节呈露如鹤之膝。抑亦肾虚得之……前项钱氏地黄丸，本方加鹿茸（酥炙）、川牛膝各二钱……”描述了小儿鹤膝风的病因病机，并提出了治法方药。

痹病的病因有内、外之别。内因主要为体质虚弱，外因则责之风、寒、湿、热诸邪侵袭。病变脏腑主要在肝肾，与脾脏关系密切。痰瘀为主要病理因素，病机有虚实之分，病情演变则有阴阳转化不同。

儿童痹病发病率低于成人，但也不可忽视。小儿痹病常由乳蛾、喉痹等病继发，在阳虚质小儿易患痛痹、阴虚质小儿易患热痹、脾虚质小儿易患着痹、卫阳虚小儿易患行痹。有的小儿自诉下肢疼痛，若呈一过性，可自然缓解，无明显关节肌肉肿胀或色红灼热等症，理化检查无异常，多为“生长痛”，不可认为痹病。

2. 证治有道

痹病初起以实证为主，治疗应以祛邪为要，应详察邪气的性质和轻重，根据感受风、寒、湿、热各邪的不同临床特点，参合使用祛风、散寒、利湿、清热等法，根据感受各邪的轻重有所侧重，并加用疏经通络之品。痹病日久又可致痰凝血瘀，与风、寒、湿、热诸邪搏结，临床应配以化痰通络，活血化瘀之品。久痹日渐耗伤气血，损及肝肾，治疗当用补益气血、滋补肝肾等治法以扶正，不可一味祛邪。

痹病常见于西医学的风湿性关节炎、类风湿性关节炎、强直性关节炎、骨关节炎、坐骨神经痛等疾病。儿童痹病发病率较低，与成人的病种区别较大。古代儿科著作记载的鹤膝风，主要是指膝关节部位肿大，而膝关节上下的股骨和小腿部位出现明显的纤细，形如仙鹤膝关节部位而得名，以 10 岁以下的儿童为多见。它主要的特点是发病缓慢，初期症状不明显，疼痛不显著，有时有轻微的关节部位疼痛和肿胀，病情发展变化缓慢，晚期会出现明显的膝关节部位肿痛，犹如仙鹤膝关节的明显肿大，而上下则出现明显的纤细情况，并且会出现后期膝关节部位脓肿。鹤膝风由于结核杆菌感染引起者称为结核性关节炎。

痹病的临床发病率总体呈下降趋势。随着医疗水平的提升，链球菌感染的及时治疗，风湿热发病率显著下降。近来在临床上痹病较多见者为关节滑膜炎、急性良性肌炎，或可见幼年特发性关节炎。不同病种之间临床表现、治疗难度以及预后差异较大，故临床应在辨证治疗同时，结合辨病治疗，以提高疗效。

中医论治痹病，传统上分为风寒湿痹和风湿热痹两大类，具体又可分为行痹、痛痹、着痹、热痹、顽痹、虚痹诸证类，各证类的治法和方药在前文中已述。临床在辨证论治的基础上，常结合西医学检查以明确病因，了解疾病的发病规律和转归，必要时结合西医方法协同治疗。

儿童急性良性肌炎，多见于流感病毒、肺炎支原体感染后，突然出现双下肢疼痛，以小腿为著，多呈对称性，重者行走、站立困难，属于中医热痹范畴。病因病机为感受风热时邪，外邪不解，夹湿流注于下肢肌肉，痹阻经络气血，不通则痛。治法为疏风清热，利湿通络止痛，视邪气之盛衰，常用银翘散、白虎汤等方以疏风清热、利湿泻火，加忍冬藤、黄柏、薏苡仁、延胡索、木瓜、川芎等药利湿通络止痛。配合双柏散硬膏敷贴痛处。

儿童髋关节滑膜炎是引起 3 ～ 10 岁儿童急性髋关节疼痛的最常见原因，以一侧或双侧髋关节疼痛、跛行、拒绝行走为主要表现，病情严重者，可致股骨头坏死，发病前常有上呼吸道感染病史。本病亦属于中医痹病范畴，病因病机多责之小儿正气不足，感受外邪后，余邪未清，加之运动劳累损伤，气滞血瘀，余邪流注于关节，痹阻气血经络，不通则痛，可归为湿痹、热痹之证。治疗上予清热利湿，化瘀通络为法，常选方四妙散合桃红四物汤加减，药用四妙散（苍术、黄柏、薏苡仁、牛膝）清利湿热；桃红四物汤（桃仁、红花、川芎、当归尾、生地黄、赤芍）活血化瘀止痛。热重者，加金银花、连翘清热解毒；疼痛剧者，加延胡索、川芎行气活血止痛；关节腔积液多者，加车前子、泽泻、猪苓利水消肿。临证根据患儿证候兼夹而随证加减调整用药。后期疼痛缓解，提示邪气已衰，气血经络始畅，然不宜停药太早，应继予扶正祛其余邪，取法健脾益气，强健筋骨，佐以利湿化痰活血等治疗，常用党参、白术、茯苓、桑寄生、牛膝、鸡血藤、薏苡仁、当归、丹参、木瓜、甘草等药。除中药汤剂外，中药硬膏贴敷、中药熏洗、中药热敷、理疗等对本病亦有较好的疗效，临证时宜选配使用。急性期时需要休息制动，病情严重者可配合牵引治疗。

关节炎是儿童风湿热的常见主诉，临床表现典型者呈游走性多关节炎，以膝、踝、肘、腕等大关节为主，表现为关节红、肿、热、痛，活动受限，受累关节持续数日后自行消退，此起彼伏，可延续 3 ～ 4 周。中医归属于痹病之热痹和行痹，病因病机为感受风湿热邪，以风、热邪气为甚，痹阻经络气血，流注关节。针对其病因病机，治疗以祛风清热，化湿通络为治法。发热重者常用白虎加桂枝汤合四妙散加减；关节红肿痛著者，五味消毒饮合四妙散加减；关节红肿游走者，银翘散合四妙散加减。常加入忍冬藤、秦艽、豨莶草祛风除湿，舒筋通络；关节肿痛缓解时，加入太子参、白术、黄芪、防风健脾益气固表；汗多加白芍、玄参、浮小麦敛阴固表。双柏散硬膏贴敷对于关节红肿热痛者有较好疗效。风湿热常有心脏炎、皮肤环形红斑等表现，或可出现舞蹈病表现，临证时需要注意观察，如有则需及时处理。

幼年特发性关节炎是儿童时期常见的风湿性疾病，以慢性关节滑膜炎为主要特征，伴全身多脏器功能损害。是小儿时期残疾或失明的重要原因。本病发病机制复杂，为临床疑难病，病程长，转归预后不太乐观。中西医药协同治疗，有利于改善症状，提高疗效，减轻西药的副作用。本病以关节症状为主时，亦归属中医痹病范畴。小儿阳常有余，脾常不足，感受外邪，易从阳化热夹湿，痹阻气血经络，流注关节则关节红肿热痛，热毒炽盛，正邪交争则发热，甚则壮热不退。临证时常按标本缓急原则处治。反复高热不退、皮疹、关节肿痛者，多见于全身型病程极期，病机为热毒闭阻，治疗以清热凉血、解毒通络为法，常用银翘散合犀角地黄汤加减。以水牛角、生地黄、牡丹皮、赤芍清热凉血解毒；金银花、连翘疏风清热解毒；虎杖解毒泻热；薄荷透邪外出；桑枝、秦艽祛风化湿、清热通络。高热苔腻者，加苍术、石膏、知母、甘草清热解毒化湿；关节肿痛著者，加黄柏、薏苡仁、牛膝、虎杖清热利湿通络；舌苔黄腻、脉滑数者，加黄连、黄柏、滑石、甘草清热利湿。患儿发热缓解后，以关节肿痛为主，病机责之湿热痹阻经络关节和筋脉，治以清热利湿、宣痹通络，常用四妙散（苍术、黄柏、牛膝、薏苡仁）清热利湿；忍冬藤、桑枝、秦艽、虎杖祛风清热、利湿通络；羌活、独活祛风胜湿止痛；僵蚕、地龙搜风通络；甘草调和药物。关节肿痛难愈者，加马钱子、草乌、川乌祛风通络定痛，此类药物使用时需谨慎，注意方法，详见后述。根据兼夹情况随证加减用药。病情缓解，关节肿痛渐缓，应扶正祛邪兼施，予调补肺脾，配以祛风清热、化湿通络等法治疗。常用玉屏风散加味，扶助正气，清除内伏之邪，以防病情反复。本病患儿使用激素治疗服药一段时间后，会出现库欣综合征，表现为性情兴奋，烦躁易怒，形体日丰，两腮、背部、腹部脂膏堆积，面红，睡眠不实，食欲旺盛，口干，咽红，舌质红，舌苔少，脉数。其产生病因病机为药毒伤阴，虚火内生，治法为滋阴潜阳、清热降火。常用知柏地黄丸加减治疗，里热重者，加虎杖、地骨皮清热解毒；口渴多食者，加石斛、沙参滋养肺胃之阴，石膏、黄连清泻胃火；小便黄、苔黄腻者，加滑石、茵陈清热除湿；性情兴奋、烦躁易怒者，加栀子、淡豆豉、白芍、钩藤清肝除烦。中药辨证治疗能有效改善临床症状，减轻激素的副作用。

儿童痛风是近年来发病率逐渐攀升的病种，不少个案报道发病年龄早至 7 ～ 8 岁，年龄最小的报道在 5 岁半。临床表现以腕、踝、趾关节痛为首发症状，严重者出现关节红肿热痛表现。本病归属于痹病范畴，多属于热痹，可按热痹辨证论治，同时辨病加入具有清热利湿渗湿，具有促进尿酸排泄和代谢的中药，如薏苡仁、萆薢、车前子、金钱草、土茯苓、黄柏、苍术、泽兰等。近年来，我们对门诊就诊的肥胖儿童进行宣教，建议家长在儿童 10 岁后，每年监测一次血脂、血糖、尿酸和血压，检查结果发现高尿酸检出率较高，但尚未出现临床症状。在强调饮食管理的同时，我们认为高尿酸中医辨证可属湿毒内蕴，使用中药健脾渗湿排浊为主要方法降尿酸，取得较好疗效。临证用药：白术、苍术、薏苡仁健脾化湿；泽泻、猪苓、土茯苓、萆薢、车前子、茵陈清热利尿泄浊；赤芍、鸡血藤清热活血通络。夹热者，加金钱草、连翘、栀子清热；皮肤痒者，加白鲜皮、防风祛风止痒；腹胀、大便黏腻、苔白厚腻者，加厚朴、豆蔻、藿香芳香化湿辟浊；气虚者，加太子参、黄芪健脾益气。

痹病的治疗，一般患儿使用辨证论治汤剂，多能取得较好疗效。但对于顽症、重症，往往需要配合使用一些药性峻烈、有毒性的药物，如马钱子、草乌、川乌等，方能取得较好疗效。此类药品属有毒之品，临证应用需谨慎，必须使用炮制品，熟悉药物的不良作用，掌握正常的使用方法，及时发现不良作用并加以处理。

马钱子味苦性温，疏通经络疗效显著。但本品有大毒，临床使用剂量不宜过大，炮制后入丸散，每日用量 0.3 ～ 0.6g。在临床使用时，也可采用中成药腰痛宁片 (胶囊)，为上市中成药，其中马钱子含量、炮制、加工等均符合国家要求，临证使用疗效满意，可供临证参考。

川乌、草乌同样有一定毒性，使用不当，可致中毒，尤其生用毒性更大，其毒性物质主要为乌头碱，剧毒成分为双酯型生物碱。研究发现，它的毒性与药效有关，临床一般使用制川乌、制草乌，入汤剂需先煎 1 ～ 2 小时，方能减少其毒性和副作用。用量应从小剂量开始，初次剂量为 0.5g，以后逐渐递增，以知为度，不可久服。如药后出现口腔、咽部黏膜刺痛及烧灼感，舌及口腔周围有麻木感，说话不流利，四肢麻木，甚至躁动不安，肢体发硬，抽搐，耳鸣，复视，心悸，脉迟或结代等中毒反应，应立即停药，迅速投以绿豆、黑豆、甘草水煎频服，或催吐，输液及用阿托品、普鲁卡因胺解救。

幼年特发性关节炎全身型 (still 病)，对于使用激素治疗效果欠佳、副作用大的儿童，既往临证换用雷公藤总甙片治疗，曾取得较好的疗效。雷公藤总甙片，因其性腺抑制等副作用的报道，新的说明书已标示“儿童……禁用”。建议如病情需要，可考虑改用雷公藤饮片或颗粒剂，应用同时密切监测其可能出现的副作用。

第五章

痿病

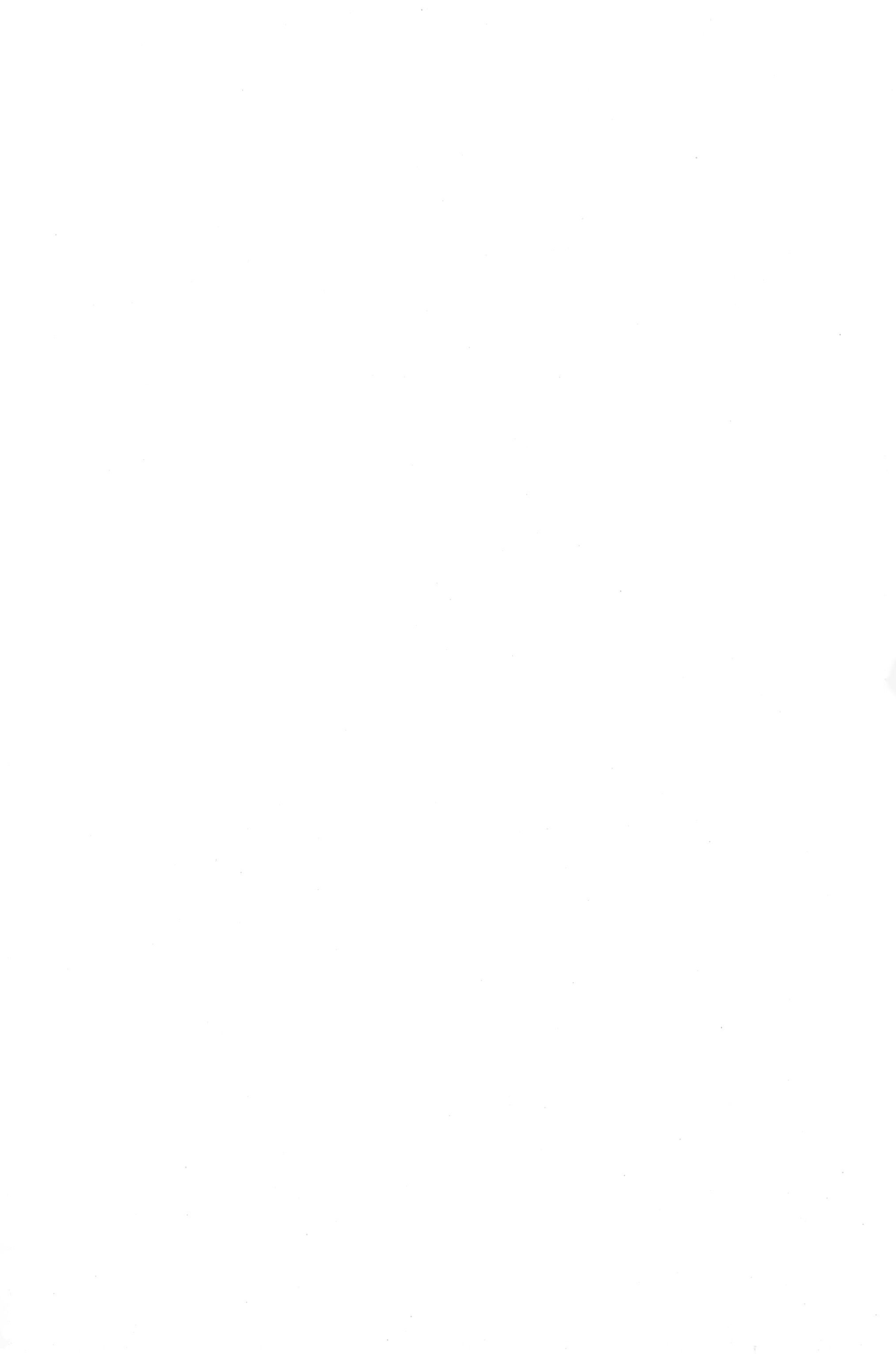

【概述】

痿病是指肢体筋脉弛缓，软弱无力，日久因不能随意运动而致肌肉萎缩的一类病证。痿的含义有二：一是枯萎，痿者萎也，指萎缩；二是指无力软弱，不能行动。前者以患肢枯萎消瘦为特征，后者以软弱无力、不能随意动作为主要表现。以往称“痿病”“痿症”，临床以下肢痿弱较为常见，亦称“痿躄”。

小儿痿病病因复杂，不少起于温热病之后，也有部分患儿初生后即有症状，或随着年龄增长而症状逐渐加重，起病有急有慢。本病的高发年龄一般在5～10岁。发病无明显的季节性，通常以5～10月发病率最高。预后视原发病而定，大多数患儿在患病后经治疗可好转，部分患儿病情迁延反复，严重病例往往留有后遗症，如肢体萎废不用、肌肉萎缩或畸形。若是进行性肌营养不良症状逐渐加重，预后不良。极重病儿常出现呼吸困难，若不及时救治，可危及生命。

痿病首见于《黄帝内经》成书之前的经典著作《下经》《本病》两书中，其有“肌痿”“筋痿”“肉痿”“骨痿”“脉痿”的记载，并指出“脉痿”发生由于“大经空虚”。《黄帝内经》设专篇讨论痿病，将其分为皮痿、脉痿、筋痿、肉痿、骨痿5类，以示病情的浅深轻重以及与五脏的关系，提出了“肺热叶焦”的病因病机和“治痿者独取阳明”的治疗法则。后世医家在此基础上进一步发展。如：在病机方面，《儒门事亲》认为本病的病机特点是“肾水不足”，《景岳全书》补充了“元气败伤”致痿的病机。在治法方面，《丹溪心法》提出“泻南方、补北方”的治痿原则。关于小儿痿病古代也有不少相关论述，《小儿药证直诀·腹中有癖》云：“荡涤肠胃，亡失津液，脾胃不能传化水谷……脾胃虚衰，四肢不举，诸邪遂生。”“四肢不举”即指痿病。《幼科发挥·脾病兼证》说：“羸瘦痿弱，嗜卧不能起者，宜脾肾兼补。补肾宜地黄丸，补脾宜养脾丸。”指出脾肾虚弱可以致痿及其治法用药。《医林改错·论小儿半身不遂》说：“小儿自周岁至童年皆有，突然患此症者少，多半由伤寒、温疫、痘疹、吐泻等症，病后元气渐亏，面色青白，渐渐手足不动，甚至手足筋挛，周身如泥塑，皆是气不达于四肢。”指出小儿可因气虚血瘀而致痿瘫不用。

本病与西医学的多发性神经炎、急性脊髓炎、进行性肌萎缩、重症肌无力、周期性瘫痪、肌营养不良症、癔症性瘫痪，特别是中枢神经系统感染并发软瘫的后遗症等临床表现相似，这些病均可参考本病辨证治疗。

【病因病机】

痿病的病因较为复杂，外因主要责之感受温热之邪，内因为饮食所伤、正气不足，常见病机有邪热伤津、湿热浸淫、脾胃虚弱、肝肾亏损等。

1. 邪热伤津

小儿肺常不足，易罹外感。感受温热之邪，或感受风寒入里化热，皆可耗伤肺之阴津，肺津受灼，气化失司，宣降失常，阴津失濡，筋脉失养，导致手足痿弱不用。

2. 湿热浸淫

感受湿热邪毒，犯于肺脾，走窜肌肉经络；或久居阴暗潮湿之地、冒雨涉水，或由于过食肥甘厚味，碍脾伤胃，水湿不得运化，皆可导致湿浊内蕴，郁而化热。湿热浸淫筋脉，致使筋脉弛缓，肌肉无力，成为痿病。

3. 脾胃虚弱

小儿素体脾胃虚弱，或因病致虚，脾胃受纳运化功能失常，津液气血化源不足，肌肉筋脉失养，可致痿病。

4. 肝肾亏虚

小儿先天禀赋不足，或体虚病久，均可致阴精气血亏损，精虚不能灌溉，血虚不能营养，肝肾阴虚，筋骨经脉失于濡养，致成痿病。

脾为后天之本，气血生化之源，主肌肉、四肢；肺主宣发肃降，输气布津使水谷精微通流至全身；肝藏血，主筋，为罢极之本；肾藏精，主骨，为作强之官。四脏功能失调，导致肌肉筋骨经脉失于濡养均可发为痿病。

【临床诊断】

1. 诊断要点

（1）肢体经脉弛缓，软弱无力，活动不利，甚则肌肉萎缩，弛纵瘫痪。

（2）可伴有肢体麻木、疼痛，或拘急痉挛等症。严重者可见排尿障碍、呼吸困难、吞咽无力等。

（3）常有外感病史，久居湿地、涉水淋雨史，或有特殊药物使用史、家族史。

（4）可结合西医相关疾病做相应理化检查，如有条件应做肌电图、CT、核磁共振等检查协助诊断。

2. 鉴别诊断

（1）痹病：痹病后期，由于肢体关节疼痛，运动障碍，肢体长期废用，也可出现痿病的瘦削枯萎症状。其鉴别要点主要在于痛与不痛，痿病肢体关节一般不痛，而痹病多伴有疼痛。

（2）中风：痿病与中风均可见肢体瘫痪，但中风起病急骤，临床表现为卒然昏仆、口眼㖞斜、半身不遂，若日久患肢萎缩也可归属为痿病一类；其他痿病可见一侧或双侧上、下肢痿软无力，运动不利，虽日久可有肌肉萎缩，但无神识变化。

【辨证论治】

1. 辨证要点

（1）辨病邪偏胜：痿病发病突然，并伴有恶寒、发热等症，继而出现两足痿软无力，或四肢瘫痪者，多由外感风温之邪，伤及肺胃之阴所致；若见两下肢痿软，足跗微肿麻木，伴有溲赤，苔黄腻者，则因湿热浸淫，气血阻滞而致。

（2）审病性虚实：痿病以虚为本，或本虚标实。因感受温热毒邪或湿热浸淫者，多骤然发病，病程发展较快，急性期属实证；热邪最易耗津伤气，故疾病易转为虚实错杂证候。若先天禀赋不足，后天调养失宜，或久病脏腑虚损，致脾胃虚弱，气血生化乏源，肝肾亏损，筋脉失于濡养致痿者，多属虚证，也可以兼夹郁热、湿热、痰浊、瘀血等证，出现虚中夹实证。

（3）察证情轻重：痿病发病有轻重之分。一般以一侧下肢或一侧上肢痿软不用，不伴有肌肉萎缩者为轻；若出现四肢软瘫，呼吸困难者则为重证。如若发病年龄较早，在5～6岁前发病，出现某些肌群假性肥大，其他部位肌肉萎缩现象，最后假性肥大的肌群亦出现萎缩，并进行性加重者，大多在青春期前死亡。

2. 治疗原则

小儿痿病，初起以邪实为主者，以祛邪为治则，常用治法有清热解毒，利湿通经等；后期以正虚为主，多用扶正之法，如调理脾胃、益气养血、补益肝肾等。

对于痿病的治疗，《素问·痿论》有“治痿者独取阳明”之论，所谓“独取阳明”，一般指补益后天的治疗法则。阳明者胃也，为五脏六腑之海，主润宗筋，宗筋主束骨而利机关。肺之津液来源于脾胃，肝肾之精血亦有赖于脾胃受纳运化而成，因此，脾胃功能健旺，饮食得增，津液得复，则肺津充足，脏腑气血功能正常，筋脉得以濡养，有利于痿病的康复。

痿病需坚持较长时间治疗，注意采用综合疗法，除内服药外，可酌情选用针灸、推拿、理疗及功能锻炼等。对于病情急、症状重或病危的患儿，还应积极采用中西医结合疗法抢救。

3. 证治分类

（1）邪热伤津

证候 突然出现两足痿软无力，或四肢全瘫，或有恶寒发热，皮肤干燥，心烦口渴，咳嗽无痰，咽干，溲赤热痛，大便干燥，舌质红，苔薄黄，脉浮数。

辨证 本证以冬春季多见，常发生在温热病中或病后，邪热损伤肺津，肺失宣肃，津液精微输布不利，筋脉失养所致。以起病急，温热病中或病后突然肢体痿软无力，或伴干咳、烦渴为辨证要点。本证常见于吉兰－巴雷综合征。

治法 清热润燥，养肺生津。

方药 清燥救肺汤加减。常用石膏、知母清肺热、润肺燥；阿胶（烊化）、沙参、麦冬养肺阴、清肺热；桑叶、金银花、连翘疏风清热；杏仁、百合、枇杷叶宣肺止咳。

烦躁不安者，加竹叶、莲子心、栀子清心除烦；小便黄赤者，加车前子、木通清热利尿；纳呆食少者，加山楂、六神曲、麦芽、谷芽消食开胃；口渴者，加石斛、天花粉养阴清热。本证邪热尚重，伴有高热口渴，汗出，脉洪大者，可用白虎汤加生地黄、金银花、连翘以清热泻火解毒。若出现呼吸困难，咳嗽无痰，吞咽不利等肺胃气阴两伤者，可用玉华煎加减以润肺养胃、益气生津，必要时需使用呼吸机急救。

（2）湿热浸淫

证候 两下肢痿软无力，或兼微肿麻木，身热不扬，肢体困重，胸脘痞闷，小便黄赤热痛，舌质红，舌苔黄腻，脉濡数。

辨证　本证多见于夏秋之季，感受时邪之气，正气亏虚，邪气流注于肢体，阻滞经络气血而致。以双下肢痿弱，肢体困重，胸脘痞闷，舌苔黄腻，年龄多在5岁以下为辨证要点。常见于小儿麻痹症等。

治法　清热解毒，利湿通络。

方药　三妙丸加味。常用苍术、黄柏、萆薢、防己、木通、滑石清热利湿解毒；牛膝、木瓜、豨莶草祛湿通络。

胸脘痞闷，纳呆，苔腻者，加厚朴、茯苓、藿香、佩兰行气化湿；肢体麻木不仁，关节运动不利者，加丹参、红花、地龙、穿山甲活血化瘀、通经活络；下肢痿弱伴冷感者，去黄柏，加桂枝以通阳散寒；下肢无力伴热感，心烦，舌红，脉细数者，去苍术，加龟甲、麦冬、生地黄滋阴清热。

若见肢软，腰膝麻木而无热者，证属湿痰阻络，宜用二术二陈汤加姜汁。若素体瘦弱，两足发热，心烦，舌边尖红，中剥无苔，脉细数者，此为湿热伤阴，可用二妙四物汤加沙参、麦冬、天花粉等。

（3）脾胃虚弱

证候　起病缓慢，渐见下肢痿软无力，甚则肌肉萎缩，纳呆食少，大便溏薄，神疲乏力，面色无华，舌苔薄白，脉细。

辨证　本证患儿素体多瘦弱，脾虚失运，气血生化乏源，肌肉失养致病。以起病缓慢，渐见肢体软弱无力，甚至肌肉萎缩，或伴纳少便溏为辨证要点。常见于重症肌无力等。

治法　健脾和胃，益气养血。

方药　参苓白术散加减。常用党参、白术、茯苓、大枣、山药、莲子肉健脾益气；陈皮、薏苡仁理气渗湿；麦芽、六神曲开胃消食。

若畏寒肢冷者，加附子、桂枝温阳散寒；病久体虚，气血两亏者，加当归、白芍、生地黄、黄芪补气益血。本证兼有脱肛者，为脾虚气陷，可用补中益气汤升阳举陷。

（4）肝肾亏虚

证候　病起较慢，肢体痿弱无力，腰膝酸软，甚则步履全废，遗尿，头晕，舌质红，舌苔少，脉细数。

辨证 本证常由先天禀赋不足，或久病大病损伤肝肾，肝肾亏虚，筋骨失养而致。以先天不足，肢体痿弱进行性加重，甚至四肢痿废不用，或伴遗尿为辨证要点。常见于西医学的肌营养不良、吉兰－巴雷综合征与小儿麻痹症后遗症等。

治法 补益肝肾，滋阴清热。

方药 虎潜丸加减。常用虎骨（可用狗骨等代替）、龟甲、熟地黄、牛膝、锁阳补益肝肾、强筋骨；当归、白芍补阴和血；黄柏、知母内清虚热；陈皮理气；鸡血藤、络石藤、制马钱子（研末、冲服）通经活络。

面色萎黄无华，心悸怔忡者，加黄芪、党参、远志补益肺脾，宁心安神；病久阴损及阳，见畏寒肢冷，溲清脉沉者，加鹿角胶、补骨脂、巴戟天、肉苁蓉、杜仲、附子、淫羊藿补肾壮阳。

马钱子含有番木鳖碱，有大毒。成人用 5 ～ 10mg 即可发生中毒现象，30mg 可致死亡。必须谨慎使用。中毒者初有嚼肌及颈部肌抽筋感，咽下困难，全身不安；然后伸肌与屈肌同时极度收缩而出现强直性惊厥。中毒后可用乙醚作轻度麻醉或用巴比妥类药物静脉注射以抑制惊厥，另用高锰酸钾洗胃。

【其他疗法】

1. 中药成药

（1）二妙丸：每袋 6g。每服 1 ～ 3 岁 2g、3 ～ 6 岁 4g、6 岁以上 6g，1 日 3 次。用于湿热浸淫证。

（2）香砂六君子丸：每袋 6g。每服 1 ～ 3 岁 2g、3 ～ 6 岁 4g、6 岁以上 6g，1 日 3 次。用于脾胃虚弱证。

（3）健步丸：每 10 丸重 1.5g。每服 1 ～ 3 岁 3g、3 ～ 6 岁 4.5g、6 岁以上 6g，1 日 2 次。用于肝肾亏虚证。

（4）河车大造丸：水蜜丸每 100 粒重 10g。每服 1 ～ 3 岁 3g、3 ～ 6 岁 4.5g、6 岁以上 6g，1 日 2 次。用于肝肾亏虚证。

2. 针灸疗法

（1）体针

1）邪热伤津证：主穴：少商、列缺、尺泽。配穴：上肢：合谷、曲池、肩髃；下肢：足三里、阳陵泉、环跳、风市。用平补平泻法，兼以点刺出血。

2）湿热浸淫证：主穴：足三里、解溪、肩髃、外关。下肢痿弱加阴陵泉、三阴交、阳陵泉、环跳。用平补平泻法。

3）脾胃虚弱证：主穴：脾俞、肺俞、气海、关元、足三里。配穴：上肢：肩髃、阳溪、手三里；下肢：伏兔、阳陵泉、悬钟、解溪。用补法，可加灸。

4）肝肾亏虚证：主穴：肾俞、肝俞、太溪、悬钟、三阴交。配穴：上肢：曲池、肩贞；下肢：阳陵泉、丘墟、八邪、环跳。用补法。

（2）头针

1）运动区：部位：上点在前后正中线中点往后 0.5cm 处，下点在眉枕线和鬓角发际前缘相交处。运动区又可分为上、中、下 3 部。上部是运动区的上 1/5，为下肢、躯干运动区。中部是运动区的中 2/5，为上肢运动区。下部为运动区的下 2/5，为面运动区。主治：上部治疗对侧下肢、躯干部瘫痪。中部治疗对侧上肢瘫痪。下部治疗对侧中枢性面部瘫痪等。

2）感觉区：部位：在运动区向后移 1.5cm 的平行线处。感觉区可分上、中、下 3 部，分别主治对侧相应部位的感觉异常等。

3）足运感区：部位：在前后正中线的中点旁开左右各 lcm，向后引 3cm 长，平行于正中线。主治对侧下肢瘫痪等。

操作方法：明确诊断，选定刺激区后，让患者采取坐位或卧位，分开头发，常规消毒，选用 5cm 长的不锈钢毫针，快速进针，刺入皮下或肌层，沿刺激区快速推进到相应的深度，快速捻转 1 ～ 2 分钟，每分钟旋转 200 次左右，然后留针 15 ～ 20 分钟，再重复捻转。一般每日或隔日 1 次，10 ～ 15 次为 1 个疗程。

（3）皮肤针

叩刺部位：可分循经、穴位、局部叩刺 3 种。循经叩刺：是循经络路线叩刺。治痿最常用的是项背腰骶部的督脉和足太阳膀胱经。穴位叩刺：主要选用手足阳明经的穴位。上肢加夹脊 3 ～ 5 椎，下肢加夹脊 13 ～ 21 椎。局部叩刺：即在患部叩刺。

叩刺方法：叩刺时针尖必须平齐，垂直向下，轻度叩刺。循经叩刺时，每隔 lcm 左右叩刺一下，一般可循经叩刺 10 ～ 15 次。局部病变部位叩刺时，须反复叩刺。叩刺宜隔日 1 次，10 次为 1 个疗程。

（4）穴位注射

取穴：肩髎、曲池、手三里、外关、髀关、足三里、阳陵泉、绝骨。

方法：可用维生素 B_1 注射液注射于上述穴位，每次 2 ～ 4 穴，每穴注入 0.5 ～ lmL，隔日 1 次，10 次为 1 个疗程。用马钱子素、普鲁卡因皮下穴位注射，1 日 1 次，3 ～ 7 天为 1 疗程；或维丁胶性钙，穴位长期注射。以上方法，可根据痿病病情酌情选用。

3. 推拿疗法

（1）上肢：拿肩井筋，揉捏臂臑、手三里、合谷部肌筋。揉肩髃、曲池等穴，搓揉臂肌来回数遍。

（2）下肢：拿阴廉、承山、昆仑筋，揉捏伏兔、承扶、殷门部肌筋，点腰阳关、环跳、足三里、委中、犊鼻、解溪、内庭等穴，搓揉股肌来回数遍。手劲刚柔并济，以深透为主。

【防护康复】

1. 预防

（1）做好孕妇保健，防止妊娠期间的感染和外伤，注意孕期营养，减少产伤。

（2）按计划接种各类疫苗，预防传染病。

（3）加强体育锻炼，做好护养，预防感冒。

2. 调护

（1）治疗要及时，并应加强患肢的被动活动，如推拿，防止肌肉萎缩。

（2）对长期卧床，不能翻动体位或翻动较少者，应勤给患儿翻身、按摩，避免局部受压时间较长，影响血液循环，发生褥疮。

（3）对于大小便失禁者，应及时更换尿布。此外，患儿床铺要清洁整齐，经常保持干燥、平坦、无渣屑，防止皮肤破溃。

3. 康复

（1）部分痿病属顽疾，家长应树立信心，坚持和配合长期治疗。

（2）有条件者配合推拿、针灸、康复等综合治疗，家长学习基础的康复手法，在家中给予患儿康复训练。

【审思心得】

1. 循经论理

痿病是指肢体筋脉弛缓，软弱无力，日久因不能随意运动而致肌肉萎缩的一类病证，以往称“痿病”“痿症”。临床以下肢痿弱较为多见，亦称“痿躄”。

痿病最早见于《黄帝内经》成书之前的医学著作《下经》《本病》两书中，其有“肌痿”“筋痿”“肉痿”“骨痿”“脉痿”的记载。《素问·痿论》对本病有专篇论述，提出了“肺热叶焦”等五脏病变致痿的病因病机和“治痿者独取阳明”“调其虚实”的治疗法则。古代医籍对于小儿痿病也有记载，如《幼科发挥·脾病兼证》说：“羸瘦痿弱，嗜卧不能起者，宜脾肾兼补。补肾宜地黄丸，补脾宜养脾丸。”指出脾虚、肾虚可以致痿及其治法。《保婴撮要·注夏》说：“凡脾胃之气不足者，遇长夏润溽之令，则不能升举清阳，健运中气，又复少阳相火之时，热伤元气，则肌体怠惰不收，两脚痿弱。”提出暑湿伤人可致痿病。《医林改错·论小儿半身不遂》说：“小儿自周岁至童年皆有，突然患此症者少，多半由伤寒、瘟疫、痘疹、吐泻等症，病后元气渐亏，面色青白，渐渐手足不动，甚至手足筋挛，周身如泥塑，皆是气不达于四肢。”指出因外感等病后气虚血瘀而致痿瘫不用。《类证治裁·痿症》说：“族儿，脊骨手足痿纵，此督脉及宗筋病。”提出了本病从经筋论治的观点及治疗路径。

痿是指身体某部分萎弱、萎缩、无力而运动功能减退的病变。痿病之痿有两种含义：一指形体、肌肉、毛发等表现出来的萎缩枯槁之象，为不荣之证；二指肢体、肌肉功能衰退、废弛或瘫痪，为不用之象。古代医家根据其发病原因、部位及临床表现不同，分成皮痿、肌痿、筋痿、肉痿、骨痿等，现代《中华人民共和国国家标准·中医临床诊疗术语·疾病部分》收录了筋痿、痿躄、肌痿（又称肉痿）、肢痿、痿痹等5种病名。

痿病的病因颇为复杂，常见有邪热伤津、湿热浸淫、脾胃虚弱、肝肾亏损。其中湿邪既是发病原因，又是病理产物。湿邪积久不去，郁而生热，浸淫经脉，致使筋脉弛缓不用。新起之痿病和久作之痿病的病因病机差别较大，新起者多因感受暑湿温热之邪，灼伤肺津，浸淫筋脉，常为阳盛邪实之证；久作者常由脾胃虚弱，肝肾亏损，阴精不足，气血失充，筋脉失养，多为阴弱正虚之证。阴阳互根，又可相互转化，新起之痿的阳盛之证，如若治疗不当，邪除未净，肺津耗竭，亦可出现阴弱之证；久作之痿失治、误治，阴损及阳，可致阴阳两伤。

2. 证治有道

小儿痿病，初起多以邪实为主，应以祛邪为先，常用的方法有清热解毒、利湿通络等；后期以正虚为主，多用扶正之法，如调理脾胃、益气养血、补益肝肾等。对于痿病的治疗，《素问·痿论》有“治痿者独取阳明”之名论，所谓“独取阳明”，是指补益后天的治疗法则。阳明者胃也，为五脏六腑之海，主润宗筋，宗筋主束骨，而利机关。肺之津液来源于脾胃，肝肾之精血有赖于脾胃受纳运化而成，脾胃又为人体气血生化之源。因此，脾胃功能健旺，饮食得增，阴津有源，则肺津充足，水之上源足，布津于全身，脏腑阴阳气血化源充沛，筋骨肌肉得以濡养，是痿病恢复的根本。

结合西医学的疾病诊断，中医所述痿病根据原发病的不同，其起病急缓、病程长短、病情轻重及预后等有很大的差异，可根据临床见症辨证论治和辨病治疗相结合的方法进行系统治疗，力争取得最佳疗效。在诊断未明之前，可根据发病特点、症状表现进行辨证论治，具体方法见前述，待诊断明确后再按原发病的发展变化规律结合痿病证治方法进行系统治疗。

急性感染性多发性神经根神经炎，又称为吉兰－巴雷综合征，临床表现主要为急性或亚急性起病，四肢对称弛缓性瘫痪，以下肢为主，早期常有肢体麻木疼痛，发病前常先有上呼吸道或消化道感染前驱症状。本病属于中医痿病，病因病机为感受湿热邪毒，从口鼻而入，肺脾受邪，若正气不足，祛邪无力，湿热流注肌肉肢体，阻滞气机，气血受阻，经脉不通而致肌肉肌肤弛缓不用。

起病之初时有低热，或发热已退，面红汗出，肢体酸痛乏力，感觉麻木疼痛，继而痿软，不能随意运动，尤以下肢为著，常为两侧对称，瘫痪多呈向上发展，脘痞纳呆，舌质红，苔黄腻，脉滑数。为感受湿热邪毒未清，湿邪内困脾胃，邪毒侵犯经络，湿热流注，阻滞气血经络，致宗筋失引，肢体不用，出现肢体瘫痪，感觉麻木等症。治疗以清热利湿、通经活络为法，常用四妙丸加减。药用苍术、薏苡仁、萆薢清热利湿；黄柏、虎杖清热解毒；牛膝、赤芍、白僵蚕、木瓜、忍冬藤祛湿舒经，活血通络。暑湿未清者，加六一散（包煎）清暑利湿；暑热未清者，加石膏、知母清热泻火；湿浊困脾者，去黄柏、忍冬藤，加茯苓、白豆蔻、半夏化湿和中降逆；肢体麻木疼痛加延胡索、桑枝、秦艽祛风化湿，通络止痛。

经清热利湿，通经活络治疗后，往往湿祛热衰，又以肺胃津伤为主要矛盾。见症肢体萎软，或面色潮红，皮肤干燥，心烦口渴，小便短赤，大便干结，舌质红，苔少不润，脉细数。病机为邪热损伤肺胃津液，胃津伤则肺津乏源，肺津亏则不能输布津液，肢体失养。治疗以润肺养胃、生津通络为法，方用沙参麦冬汤加减。常用沙参、麦冬、石斛、玉竹、天花粉滋养肺胃之阴，生津润燥；虎杖、玄参清热通络；牛膝、丝瓜络、桑寄生、桑枝舒筋活络。咳嗽者，加杏仁、浙贝母止咳化痰；低热未清加青蒿、银柴胡清其虚热。

经治疗急性期过后，邪衰正伤，脾胃受损，气血亏耗，肢体肌肉失养，致使筋脉弛长，肌肉萎软。治疗以补中益气、通经活络为法，方用补中益气汤加减。以黄芪、党参、白术补中益气健脾；当归和血活血；柴胡、升麻、桔梗调理气机；桑寄生、鸡血藤、牛膝、桑枝强筋骨、通经络；陈皮理气和中；甘草调和诸药。日久脾虚及肾，气血两虚，肝肾亏损，出现肢体瘦削，筋痿骨槁，行走无力者，治疗以补益肝肾、强筋壮骨为法。常用壮骨丸或虎潜丸加减，药用熟地黄、龟甲、杜仲、巴戟天、枸杞子补益肝肾；牛膝、桑寄生强壮筋骨；党参、黄芪、当归、白芍补益气血；鸡血藤、丹参活血通络。

部分儿童在肌力恢复后可有多汗、皮肤麻木疼痛、便秘、心率偏快等后遗症，持续时间长，给儿童的日常生活学习带来困扰。辨证属病后气阴不足，内有虚火，治疗以益气养阴为主要方法，方用生脉散合甘麦大枣汤加减。党参益气生津；麦冬养阴清热；五味子生津止汗；小麦养心安神、除热止渴；甘草、大枣益气和中。盗汗者，加玄参、地骨皮滋阴潜阳止汗；心率快者，加龙骨、牡蛎、远志养心安神；皮肤易麻木疼痛者，加桑枝、鸡血藤、防风祛风通络；便秘者，加瓜蒌子、松子仁润肠通便。

20世纪曾在我国广泛流行的小儿麻痹症可谓经典的小儿痿病，符合《灵枢·邪气脏腑病形》所说："风痿，四肢不用，心慧然若无病。"的症状特征、《素问·痿论》"故肺热叶焦，则皮毛虚弱急薄，著则生痿躄也。"的病机证候。《瘟疫明辨·胫腿痛酸》说："时疫初起，胫腿痛酸者，太阳经脉之郁也……兼软者，属湿温，俗名软脚瘟。"本病往往初起发热、咳嗽、咽痛、呕吐，或有大便稀溏，2～4天后热退，3～5天后又发热，肢体疼痛，触痛而拒绝抚抱，最后热退而出现跛行，肢体痿软，弛缓性瘫痪。本病分四证论治：邪郁肺胃证，祛风解表、清热利湿，甘露消毒丹合葛根黄芩黄连汤加减；邪注经络证，清热化湿、疏通经络，四妙丸合三仁汤加减；气虚血滞证，益气养阴、活血通络，补阳还五汤加减；肝肾亏虚证，补益肝肾、强筋壮骨，虎潜丸加减。痿病已成后还常配合针灸、推拿疗法治疗。小儿麻痹症由脊髓灰质炎病毒引起，因脊灰疫苗普遍预防接种，本病现已少见，但因其他肠道病毒引起的类似痿病在儿科仍时有所见，均可以参照本病辨证治疗。

儿童期重症肌无力，是一种获得性自身免疫性神经肌肉接头疾病，临床典型表现为无力性运动障碍，"晨轻暮重"，无力症状在睡眠或长时间休息后缓解、活动后加重。本病归属于中医痿病范畴，最常见为眼肌型，中医学名为"睑废"。根据其发病特点，病机多责之脾胃虚弱，中气不足，肌肉失养，活动劳作后更耗其气，气机下陷则肌肉失用。治疗以补中升阳、强肌壮力为法，方取补中益气汤加减。常重用黄芪补中益气、升阳举陷，儿童剂量可用至20～30g。若虑其久用过温，亦可用五指毛桃、黄芪各半。五指毛桃有南芪之称，功效类似黄芪而性平。再加党参、白术、茯苓、炙甘草健脾益气；当归补血和血；陈皮理气和中；柴胡、升麻升阳举陷。根据兼夹证候随证加减。本病疗程较长，治疗取效后宜守方加减治疗。证情顽固，治疗效果欠佳者，常加入马钱子通络强肌。马钱子性温味苦有大毒，温通经络，疗效显著。使用剂量不宜过大，炮制后入丸散用0.3～0.6g。在临床使用时，可借用中成药腰痛宁片/胶囊，本药含马钱子，为上市中成药，其中马钱子含量、炮制、加工等符合国家药典要求，临证使用比较安全。

进行性肌营养不良是一组遗传性肌肉变性疾病，临床特点为进行性加重的对称性肌无力、肌萎缩，最终完全丧失运动功能。本病属顽疾，病程长，预后差，治疗手段有限。本病亦属于痿病范畴，病因先天禀赋不足，脏腑亏虚，脾虚不运则气血生化乏源肌肉失养，肝虚则筋脉失养弛张无力，肾虚则骨髓不足而骨力不充。治疗宜健脾益气，补后天以充先天，佐以补益肝肾、强筋壮骨，常用补中益气汤加减。药用黄芪、党参、白术健脾益气；当归养血和血；柴胡、升麻升阳举陷；陈皮理气和中；山茱萸、牛膝补益肝肾，强壮筋骨；焦山楂、焦麦芽消食开胃。久病腰膝无力鸭步者，加鹿角胶、杜仲、熟地黄补肾精、壮筋骨；智慧不充、发育迟缓者，加紫河车补肾填精。中药辨证治疗可以增强肌力，改善症状，延缓病情发展。

此外，部分痿病患儿病情严重者，出现呼吸肌无力，呼吸困难，可危及生命，应积极采用中西医结合的方法进行抢救。

本病除内服药外，有条件者还可酌情配合针灸、推拿、外治、理疗及功能锻炼等综合治疗。

本病重症常用到马钱子一药，有搜络通经振痿作用，但其主要成分番木鳖碱和马钱子碱均为有毒之品。马钱子使用前必须炮制以减毒。炮制方法常用有以下几种：①油炸法：将马钱子用水泡（冬天温水、夏天凉水）10 ～ 14 天，去皮，放入煮沸的花生油内，文火煎约 30 分钟，至焦黄色（以手击之即碎为度）时取出，拌于滑石粉，再以清水冲洗 1 次，待干后研粉。②砂烫法：取砂子置锅内，用武火加热，加入净马钱子，拌炒至棕褐色，鼓起，内部红褐色，并起小泡时，取出，筛去砂子，放凉，研末用。③童子尿炮制法：古人常用童子尿浸泡 14 天，再晒干研末，现今已极少采用此法。笔者在临床常用中成药腰痛宁胶囊，其成分为马钱子粉、土鳖虫、麻黄、乳香、没药、川牛膝、全蝎、僵蚕、苍术、甘草，有散寒温经、祛风化湿、活血通络之功，可供参考应用。

第六章 脑性瘫痪

【概述】

脑性瘫痪是一组持续存在的中枢性运动和姿势发育障碍、活动受限症候群。这种症候群主要是由于发育中胎儿或婴幼儿脑部非进行性损伤所致。脑性瘫痪的运动障碍常伴有感觉、知觉、认知、交流和行为障碍，以及癫痫和继发性肌肉骨骼问题。

发达国家脑瘫患病率为 1.5‰～ 5‰。我国几个省市大规模小儿脑瘫流行病学调查结果显示，其发病率在 1.9‰～ 3.4‰之间。随着围生医学的发展以及新生儿急重症抢救技术的提高，危重症和极低体重儿存活率的增高，脑性瘫痪的发病率有上升的趋势。

脑性瘫痪为西医病名，中医归属于五迟、五软、五硬等范畴。五迟与智能迟缓有关，五软属于软瘫，五硬属于硬瘫。中医古籍中与本病相关的记载不少。早在《诸病源候论・小儿杂病诸候》中就有“数岁不能行候”“四五岁不能语候”等记载。《小儿药证直诀・杂病证》说：“长大不行，行则脚细。”描述了脑性瘫痪的主要症状。嗣后，历代医家多有阐述。《活幼心书・五软》说：“爰自降生之后，精髓不充，筋骨痿弱，肌肉虚瘦，神色昏慢，才为六淫所侵，便致头项手足身软，是名五软。”病因“良由父精不足，母血素衰而得。”并指出其预后：“婴孩怯弱不耐寒暑，纵使成人，亦多有疾……若投药不效，亦为废人。”《张氏医通・婴儿门》认为其病因：“皆胎弱也，良由父母精血不足，肾气虚弱，不能荣养而然。”

从 20 世纪 30 年代起，国外学者对小儿脑瘫的康复进行了广泛、深入的研究，提出了一系列康复训练方法如运动疗法（PT）、作业疗法（OT）、语言训练（ST）等，并被广泛应用于临床。1987 年此类康复方法被引入我国，近 30 年来全国各地相继成立了一批脑瘫康复治疗中心，对本病治疗的研究也取得了长足的进步。

中医多种疗法从古至今一直广泛应用于瘫痪性疾病，其优势在于体现了中医的脏腑辨证与经络辨证相结合的辨证论治与整体康复理念。小儿痉挛型脑瘫（硬瘫）约占脑瘫患儿的 70%，临床主要表现为肌张力增高、肌力低下、运动发育落后及姿势异常，病机以肝强脾弱、痰瘀阻滞为主。针灸、推拿、中药内外治等疗法可以降低患儿肌张力、提高肌力、纠正异常姿势，改善运动障碍，而且中医疗法还能够有效改善患儿的体质，增强免疫力，为患儿的康复训练打下良好的基础。迟缓性瘫痪（软瘫）表现为肌张力低下，与痿病有关联，病机多属肝脾肾亏虚，同样可以采用多种疗法治疗，但治法则当以补虚扶正为主。

【病因病机】

小儿脑瘫的病因复杂，大体可分为患儿先天禀赋不足和后天失养。产前母体虚弱、精血不足、孕期感邪等因素致胎养失宜，胎儿受损，导致生后小儿先天禀赋不足，肾精不充，脑髓失养；或产时由于初生不啼、早产、多胎、感邪等因素造成瘀血、痰浊阻于脑络，以致脑髓失其所用；或婴儿护养不当，感染邪毒，损伤脑髓而发病。

1. 心脾两虚

心藏神，言为心之声；脾藏意，主肌肉四肢。若心脾两虚，心虚则智力低下、精神呆滞、语言迟滞；脾虚则肌肉萎软、松弛无力、食少纳差。心脾两虚者以语迟、手软、足软、肌肉软表现为主。

2. 脾虚肝亢

肝主筋，脾主肌肉四肢，脾胃虚弱，土虚木亢，肝木亢盛，经筋不柔，则出现经筋强直拘挛，肢体强硬失用，烦躁易怒。木旺乘土，使脾土更虚，导致肌肉瘦削等症。

3. 脾肾亏虚

脾主运化，全身的肌肉有赖于脾胃运化的水谷精微濡养；肾主骨生髓。若胎儿先天禀赋不足，肾精亏虚，后天脾胃运化功能失职，则筋骨、肌肉失养，可出现头项软弱不能抬举，口软唇弛，吸吮咀嚼困难，肌肉松软无力等症状。

4. 肝肾亏虚

肝藏血，肾藏精，精血同源，共滋脑髓。若肝肾精血不足，则脑髓空虚，出现痴呆、失语、失明、失听、智能发育迟缓等症状。肝主筋，肾主骨生髓，肝肾亏虚，筋骨失养，则出现肢体抖动、关节活动不灵、手足震颤、动作不协调等症状。

5. 痰瘀阻滞

痰湿内盛，蒙蔽清窍，则见智力低下；脉络不通，瘀阻脑络，气血运行不畅，脑失所养，则毛发枯槁，肢体运动不灵，关节僵硬。

综上所述，胎元为人体脏腑、气血阴阳化生之根基，胎元损伤则脏腑功能失调。“脑为髓之海”“脑为精明之腑”，髓海充实，方能职司神明。“肾藏精，主骨生髓”“肝藏血，主筋”“脾为后天之本，主肌肉四肢”“心主神明”，因此，小儿脑瘫的发病与心、肝、脾、肾关系最为密切，四脏功能失调，若损伤脑髓，导致神明失聪，筋、肉、骨功能失职，则导致本病发生。

【临床诊断】

1. 诊断要点

目前小儿脑瘫尚缺乏特异性诊断标准，确诊主要依靠病史和临床表现。脑瘫患儿多在 1 岁以内诊断，在 3 ～ 6 个月诊断为早期诊断、0 ～ 3 个月诊断为超早期诊断。小儿脑瘫临床诊断依据以下几点：

（1）引起脑性瘫痪的脑内病变是静止的，为非进展的。

（2）引起运动障碍的病变部位在脑部，为中枢性。

（3）症状在婴儿期出现，其症状会随患儿发育而出现变化。

（4）可合并智力障碍、癫痫、感知觉障碍、交流障碍、行为异常及其他异常。

（5）临床常见类型有痉挛型、不随意运动型、共济失调型、肌张力低下型、混合型等。

（6）头颅 CT/MRI、染色体、甲状腺功能等检查可以协助鉴别诊断。

2. 鉴别诊断

（1）智力低下：以智力低下为主要临床表现，包括先天和后天因素造成的智商（IQ）低于均值两个标准差以上，IQ 在 70 以下。运动功能发育大多正常。

（2）婴儿型脊髓性肌萎缩症：出生时一般情况尚可，3 ～ 6 个月后出现症状，肢体活动减少，上下肢呈对称性无力，并进行性加重，膝腱反射减弱或难以引出，以肌无力、肌肉萎缩为主要表现，肌电图示神经源性损害，血清酶检查肌酸激酶（CK）不高；智力正常。

（3）进行性肌营养不良：是一组遗传性的肌肉变性疾病，其特征为进行性的肌肉无力和萎缩。血清酶检查 CK 升高；肌电图示肌原性损害；肌肉活检符合肌营养不良的改变。

【辨证论治】

1. 辨证要点

（1）辨脏腑：智力低下、精神呆滞、语言迟缓、吐舌者，病位在心；肢体强直拘挛、烦躁易怒，或有抽搐、肢体扭动者，病位在肝；肌肉松软无力、食少纳呆、口角流涎者，病位在脾；头项软弱无力、吸吮咀嚼困难、齿迟、发稀者，病位在肾。

（2）辨虚实：智力低下、精神呆滞、语言迟缓、肌肉松软无力、头项软弱、食少纳呆等，多属虚证；肢体强直拘挛、烦躁易怒、时作抽搐、关节僵硬等，多属实证。

2. 治疗原则

脑性瘫痪多属于虚证，治疗原则以扶正补虚为主。根据临床表现，区分心、脾、肝、肾亏虚，分别给予健脾、养心、补肝、益肾之法。若因产伤、中毒或温热病后等因素致痰瘀阻滞者，治宜涤痰化瘀、通络开窍。本病要尽可能早期发现，早期诊断，及时治疗，疗程要长，方可见效。

此外，脑性瘫痪应采用多种疗法综合治疗，重视康复训练，包括中医传统康复疗法以及现代康复技术，另外可配合针灸疗法、推拿疗法、中药熏蒸、教育等综合措施，以提高疗效。

3. 证治分类

（1）心脾两虚

证候 发育迟缓，四肢萎软，语言迟滞，智力低下，伴肌肉松弛，咀嚼无力，发稀萎黄，精神呆滞，吐舌，口角流涎，或神疲体倦，面色不华，食少纳差，大便稀溏，舌质淡，舌苔白，脉细缓或细弱，指纹淡红。

辨证 本证主要由于心气久虚，导致心失所养，神明失主，脾气久亏，运化失职，气血生化乏源而致。以发育迟缓、四肢萎软、肌肉松弛、精神呆滞或神疲体倦等症为辨证要点。

治法 健脾养心，补益气血。

方药 归脾汤加减。常用黄芪、党参、白术、炙甘草健脾益气；当归、龙眼肉补血养血；远志、茯苓、酸枣仁养心安神；木香理气和中。心脾亏虚甚，发育迟缓、精神呆滞、口角流涎者，用生晒参、益智仁增强补气之功。

语迟，听力障碍者，加石菖蒲、郁金以豁痰开窍；发迟者，加何首乌、肉苁蓉以补肾养血；四肢萎软者，加桂枝、桑寄生、杜仲以通络强筋；口角流涎者，用益智仁、乌药、怀山药以温脾摄涎；气虚及阳者，加肉桂、附子以温肾壮阳；脉弱无力者，加五味子、麦冬以益气养阴。

（2）脾虚肝亢

证候 发育迟缓，手足震颤，肢体扭转，表情怪异，或有四肢抽动、时作时止，吞咽困难，言语不利，口角流涎，面色萎黄，神疲乏力，不思饮食，大便稀溏，舌质淡，舌苔白，脉沉弱或弦细，指纹淡红。

辨证 本证主要由脾胃虚弱，气血生化乏源，土虚木摇，肝阳虚张而致。以肢体强直拘挛、强硬失用、烦躁易怒等症为辨证要点。

治法 健脾益气，柔肝息风。

方药 四君子汤合四逆散加减。常用党参、白术、茯苓、甘草健脾益气；柴胡、白芍、钩藤、天麻疏肝柔肝、平肝息风；石菖蒲、鸡血藤豁痰开窍、通经活络。

两足震颤、四肢抽动者，加全蝎、地龙、僵蚕以息风止痉；肢体扭转者，加伸筋草、木瓜、当归以舒筋缓急；面色不华、纳呆食少者，加焦六神曲、焦山楂、黄芪以益气开胃；言语不清者，加酸枣仁、远志养心安神。

（3）脾肾虚弱

证候 发育迟缓，运动落后，出牙延迟，囟门迟闭，肢体萎软，肌肉松弛，头项低垂，头颅方大，甚者鸡胸龟背、肋骨串珠，多卧少动，语声低微，神疲倦怠，面色不华，纳呆食少，便溏，小便清长，舌淡红，苔薄白，脉沉细无力，指纹色淡。

辨证 本证多因胎儿先天禀赋不足，肾精亏虚，后天脾胃运化功能失职，气血生化乏源而致。以发育迟缓、肢体萎软、肌肉松弛、头项无力、方颅等症为辨证要点。

治法 健脾益气，补肾填精。

方药 补天大造丸加减。常用黄芪、人参、白术、茯苓健脾益气；紫河车、鹿角、枸杞子、熟地黄、龟甲补肾填精；当归养血和血。

肢体萎软者，加杜仲、牛膝、桑寄生以补肝肾、强筋骨；便溏、流涎者，加益智仁、肉豆蔻、补骨脂以温脾暖肾。

（4）肝肾亏虚

证候 发育迟缓，反应迟钝，翻身、坐起、爬行、站立、行走、萌齿均落后于正常同龄小儿，伴肢体瘫痪僵硬，筋脉拘挛，屈伸不利，或伴筋骨萎弱、头项萎软、头颅方大、囟门迟闭、目无神采，或伴易惊、夜卧不安、盗汗，舌质红，舌苔少，脉沉细无力，指纹淡红。

辨证 本证主要由先天不足，肝肾亏虚，肝筋失养挛急，骨髓不充肢软无力。以发育迟缓、反应迟钝、肢体瘫痪僵硬、筋脉拘挛或筋骨萎弱等表现为辨证要点。

治法 补肾填髓，养肝强筋。

方药 六味地黄丸加味。常用熟地黄、山茱萸滋阴补肾；茯苓、山药健脾渗湿；泽泻、牡丹皮内清虚热；枸杞子、杜仲、牛膝、续断补肝肾、强筋骨。

齿迟者，加紫河车、何首乌、龙骨、牡蛎以补肾填精壮骨；翻身迟、立迟、行迟者，加补骨脂、桑寄生以补肾通络；肢体拘挛难伸者，加伸筋草、木瓜、鸡血藤以舒筋通络；易惊、夜卧不安者，加石菖蒲、远志以宁心安神。

（5）痰瘀阻滞

证候 发育迟缓，肢体不遂，筋脉拘挛，屈伸不利，言语謇涩，耳窍不聪，反应迟钝，或伴吞咽困难、喉间痰鸣、口角流涎，或伴癫痫发作，舌胖有瘀斑瘀点，舌苔厚腻，脉沉涩或沉滑，指纹暗滞。

辨证 本证由脾虚不运，痰湿内生，阻滞经络，气滞血瘀，痰瘀阻窍而致。以发育迟缓、肢体不遂、筋脉拘挛、喉间痰鸣、口角流涎、抽搐时作等症为辨证要点。

治法 豁痰开窍，活血通络。

方药 通窍活血汤合涤痰汤加减。常用半夏、胆南星、远志、石菖蒲豁痰开窍；川芎、桃仁、红花、赤芍、郁金、丹参活血化瘀；陈皮、茯苓理气化痰。

痰火内扰，四肢抽搐者，加黄连、龙胆、羚羊角粉以清肝泻火息风；大便干结者，加大黄以通便泻腑；肢体拘挛难伸者，加伸筋草、木瓜、鸡血藤以舒筋活络。若并发癫痫者，参考瘀血痫治疗。

【其他疗法】

1. 中药成药

（1）归脾丸（浓缩丸）：每盒200丸。每服＜1岁3粒，1日2次;1～2岁3粒，1日3次；＞3岁4～6粒，1日3次。用于心脾两虚证。

（2）参苓白术颗粒：每袋6g。每服＜1岁3g，1日2次;1～2岁3g，1日3次；＞3岁4～6g，1日3次。用于心脾两虚证。

（3）六味地黄口服液：每支10mL。每服＜1岁3mL，1日2次；1～3岁5mL，1日2次；3^+～6岁5mL，1日3次；＞6岁10mL，1日2次。用于肝肾亏虚证、脾肾亏虚证。

2. 针灸疗法

（1）头针

①穴位配伍：采用焦氏头针、靳氏头针及国际标准化方案分区定位及治疗方法。

主穴：运动区、感觉区、双侧足运感区、运动前区、附加运动区。

配穴：智力低下者加智三针、四神针；语言障碍加语言Ⅰ区、Ⅱ区、Ⅲ区、颞前线；听力障碍者加晕听区、耳前三穴、颞后线；视觉障碍者加视区、眼周穴位；精神行为障碍者加情感控制区；平衡协调功能差者加平衡区或脑三针；精细动作差者加手指加强区；伴癫痫者加额中线、制癫区；肌张力不全、舞蹈样动作、震颤明显者加舞蹈震颤控制区；表情淡漠、注意力不集中者加额五针、定神针。

②针刺方法与疗程：选用直径0.35mm，长25mm毫针，针体与头皮成15°～30°角快速进针，刺入帽状腱膜下，快速捻转3～5次，留针30～60分钟，15～20分钟行针1次。1日1次，30次为1疗程。

（2）体针

①取穴原则：基本原则是循经取穴。包括近部取穴，指在病变局部和邻近部位选取腧穴；远部取穴，指在距离病变较远的部位选取腧穴；随证取穴，又称辨证取穴，指针对某些全身症状或疾病的病因病机而选取腧穴。

②针刺方法与疗程：选用直径0.35mm，长25mm毫针。快速进针，留针30～60分钟，15～20分钟行针1次。1日1次。30次为1疗程。

3. 推拿疗法

（1）循经推按：在经络循行部位或肌肉走行方向，使用推法和按法的复合手法，以推为主，根据部位不同可选指推法、掌推法。可以疏通全身经络，加速全身血液循环，从而改善皮肤、肌肉的营养，防止肌肉萎缩，并能强筋壮骨，缓解肌肉痉挛，促进肢体活动。

（2）穴位点压：对全身各处重要穴位，使用点揉、按压复合手法，对腧穴有较强的刺激。具有开通闭塞、活血止痛、调整脏腑功能的作用。

（3）异常部位肌肉按摩：对患儿异常部位肌肉采用揉、按、揼、拍等手法。对肌张力高的肌群，用柔缓手法，可缓解痉挛，降低肌张力；对其相对应的拮抗肌，用重着手法，可提高肌力，缓解并对抗痉挛；对肌力低下的肌群，用重着手法，可以提高肌力。

（4）姿势矫正：采用扳法、摇法、拔伸法等手法，促进脑瘫患儿肢体、关节活动，矫正异常的姿势，恢复正常姿势，促进正常运动。

（5）时间及疗程：手法治疗每日 1 ～ 2 次，每次 15 ～ 45 分钟。时间长短根据年龄、体质情况而定。每周治疗 6 日，3 个月为 1 疗程。

4. 熏洗疗法

（1）药物：伸筋草、鸡血藤、当归、杜仲、白芍、透骨草、川牛膝、木瓜、桃仁、红花。

（2）功效：疏通经络，活血化瘀。

（3）方法：将药物用纱布包好，置于水中，加热煎熬至一定浓度，滤过药渣，先用所得药液之热气熏蒸，待水温降至 37 ～ 40℃时，施行洗浴，每次 20 ～ 30 分钟，每日 1 ～ 2 次，1 月为 1 疗程。

（4）适应证：肢体僵硬、筋脉拘急、屈伸不利的脑瘫患儿。

【防护康复】

1. 预防

（1）做好孕妇保健，孕妇要防止妊娠期间的感染和外伤，注意孕期营养，加强产前筛查。

（2）坚持新法接生，减少和避免产时缺氧、产伤等伤害。

（3）生后科学养育婴儿，预防疾病。

2. 调护

（1）治疗要尽早。应加强患肢的被动活动，如推拿等，防止肌肉萎缩。

（2）对长期卧床，不能翻动体位或翻动较少者，应勤给患儿翻身、按摩，避免局部受压时间较长，影响血液循环，发生褥疮。

（3）对于患儿大小便失禁，或出汗较多者，应及时更换尿布。此外，患儿床铺要清洁整齐，经常保持干燥、平坦、无渣屑，防止皮肤破溃。

3. 康复

（1）本病治疗起效较慢，疗程需长，疗效与家长期望有差异。应使家长了解病情及可能的效果，树立信心，积极配合治疗。

（2）家长学习基础的康复训练手法，在家中长期坚持康复治疗。

【审思心得】

1. 循经论理

脑性瘫痪，简称脑瘫。是指一组因发育中胎儿或婴儿脑部非进行性损伤，导致患儿持续存在的中枢性运动和姿势发育障碍、活动受限综合征。脑性瘫痪的运动障碍可伴随感觉、认知、沟通、知觉、行为等异常及癫痫发作，和继发性骨骼肌肉系统异常。一般认为由出生前、产时和出生后 1 月内脑部非进行性损伤所致，因脑损伤的部位和程度不同，临床表现差异很大。

脑性瘫痪为西医病名，中医学无相对应的病名。根据其临床表现，以运动发育落后，站立、行走、语言、出牙、头发稀少为主者，归属于中医“五迟”范畴；以肌力下降，表现颈项无力、咀嚼无力、手足无力、肌肉松软为主者，归属于中医“五软”范畴；以肌张力高，表现颈项强硬、牙关紧、手足僵硬、肌肉痉挛为主者，归属于中医“五硬”范畴；表现为智力低下、精神呆滞、流涎者，归属中医学“痴呆”范畴；神昏、抽搐、喉中痰鸣时作者，又与中医学“癫痫”相关；病久下肢无力、肌肉萎缩者，与中医学“痿病”相关。

早在《诸病源候论·小儿杂病诸候》中就有“数岁不能行候”“头发不生

候”“齿不生候”“四五岁不能语候”等记载。由于时代所限，对脑的功能认识不足，古人对脑性瘫痪无系统论述，但与本病相关的记载却有不少。对于其病因多责之胎禀不足、父母精血不充。如《张氏医通·婴儿门》认为其病因：“皆胎弱也，良由父母精血不足，肾气虚弱，不能荣养而然。”《活幼心书·五软》云：“良由父精不足，母血素衰而得。”而病机则责之脏腑功能虚损，邪气外犯等，根据临床表现分别归属于各脏腑。如《医宗金鉴·幼科心法要诀·五迟》云：“小儿五迟之证，多因父母气血虚弱，先天有亏，致儿生下筋骨软弱，行步艰难，齿不速长，坐不能稳，要皆肾气不足之故。”

婴幼儿大脑有较强的代偿能力，因此小儿脑瘫的早期干预治疗极为关键，其前提是早期发现。近年来儿童保健系统新增了高危儿的监测和评估模块，提高了高危儿脑瘫早期发现机会。而无高危因素的婴儿，常因食欲不佳、感冒等前往儿科门诊就诊，由儿科医师发现。故儿科医师学习、掌握脑瘫的早期表现，能提高脑瘫的早期发现和诊断的机会。近年在临床有多名小婴儿，约3个月左右，因吃奶差、感冒等主诉来诊，就诊时发现精神较同龄婴儿呆滞、发育稍有落后、头颈不能抬起，经检查确诊早期脑瘫。小婴儿脑瘫早期常有以下表现：①神情较同龄婴儿呆滞、淡漠，与父母互动少，过度安静，自发动作少；②身体较软，头竖不稳定，主动性动作减少或落后；③食欲较差，睡眠欠安。值得诊治时注意。

2. 证治有道

小儿脑瘫的病情复杂，轻重不一，目前西医主要运用系统康复训练方法治疗，如躯体训练、运动疗法、作业疗法、语言训练、理疗等。现代中医对小儿脑瘫的治疗多采用综合疗法，如针灸、推拿、中药内服、中药熏洗等。中医多种疗法辨证论治，能调理患儿阴阳气血，增强脏腑功能，扶正祛邪，有其特殊优势。

临证根据病情轻重，治疗侧重点不一。病情轻者，精神智力发育正常，常表现为肌张力稍高，早期易被忽视，在日后行走时步态不正、不稳，或跑动易摔跤，或抓物不准确等情况才被诊断，治疗效果佳，预后好。病因病机责之胎禀不足，肝阴亏虚，筋脉失养，拘急不舒，久病及脾，脾运失健，又可致肌肉失养、肌痿瘦削。治疗以养肝柔肝，舒筋缓急为法，常用转筋丸或四物汤加减。药用白芍、当归补血养肝；山茱萸补益肝肾；木瓜舒筋活络；鸡血藤补血活血、舒筋通络；牛膝、续断、桑寄生补肝肾、强筋骨；陈皮理气和中；太子参、白术、焦山楂健脾助运；甘草调和诸药。急躁易怒者，加钩藤、石决明以清热平肝；肌肉瘦削无力者，加黄芪、山药健脾益气；食少纳呆、脘腹胀满者，加厚朴、苍术、麦芽、鸡内金健脾消食助运。若以肌肉瘦削、松软无力为主者，可用补中益气汤加减。此类小儿病情属运动障碍程度Ⅰ、Ⅱ级，积极治疗则疗效较好，治疗的目标是尽可能完全恢复运动功能，不影响日后的学习、生活和工作。在中药辨证施治的同时，应结合针灸、推拿等康复治疗，同时让家长学习康复知识，长期坚持家庭康复治疗，可减轻经济负担，减少对儿童生活学习的影响。

病情较重者，精神、智力、语言等发育受到一定影响，运动功能受到较大影响，仍有一定生活处理能力。临床常表现为肌肉僵硬拘急、关节强硬、步态不稳、肌肉萎缩、急躁易怒、进食不利，常伴智力减低、语言不利、健忘、不寐等症。主要因肌肉痉挛影响各种运动功能，降低生活质量。治疗目标主要为改善症状、减轻痛苦，提高生活自理能力。病因病机主要为胎禀不足，胎元受损，脏腑功能不足。肝主筋，肝阴血亏虚，肝筋失养而拘急；脾主肌肉，脾虚不运，气血生化乏源，肌肉失养而萎缩、无力；心主神明、主舌，心气血不充，心神失养而不寐、神思不敏、语言不利；肾主髓，肾精亏损，髓海失养而健忘、骨软。治疗宜以调理脏腑、平衡阴阳气血、舒筋活络为法。《医源·先天后天说》谓：“至于胎育成形，先天已落后天之中矣。所以降生之初，有清浊厚薄之不同，则有生以后，亦遂有强弱寿夭之不齐。此皆非药石所能治，而其所可调养补益者，则惟后天之形质耳。”脾为后天之本，气血生化之源，故治疗以健脾助运为本，使气血化源精微充足，充养诸脏腑经络筋脉，佐以补益肝肾、强筋壮骨。方用四君子汤、补中益气汤加减。常用黄芪、党参健脾益气；白术、茯苓健脾助运；当归、白芍养血柔肝；牛膝、桑寄生补益肝肾、强筋骨；鸡血藤、钩藤、僵蚕、木瓜舒筋活络、息风止痉；焦山楂、焦六神曲消食助运；甘草调和诸药。语言不利、健忘、神思不敏者，加石菖蒲、远志豁痰开窍、益智安神；不寐多梦者，以茯神易茯苓，加酸枣仁、龙齿以宁心安神；畏寒怕冷者，加补骨脂、干姜、附子温壮元阳；口渴唇红、舌红苔少者，加石斛、天花粉、玄参养阴清热。患儿病情多较复杂，证类多兼夹，临证根据患儿具体情况，随证加减。患儿治疗取效较缓慢，应向家长交代病情，不可操之过急，取效后宜守方加减调治。视家庭条件配合针灸、推拿、中药外治、西医康复训练等治疗，以增强疗效。

病情严重者，脑功能受损严重，生长发育受到全面影响，运动功能严重受损，生活难以自理或完全无自理能力，甚至呼吸、进食、排便等功能也时常有困难，需在专人护理照顾下生存。此类患儿，治疗的重点在于减轻痛苦，改善生存质量。病因病机责之阴阳气血不足，脏腑功能严重亏损，机体失养，卫外不固。若感受外邪，御邪无力，肺失宣肃，因患儿肺脏虚弱，咳嗽咯痰困难，常致喉中痰鸣、气促、烦躁、纳呆等症。治疗急以宣肺祛邪，降逆化痰为法，常用三拗汤、三子养亲汤等方加减，解除痛苦。若出现性情急躁、纳呆、腹胀、溲黄便干，为肝脾不和，治以抑肝扶脾为法，常用四逆散合异功散加减。以柴胡、钩藤、白芍疏肝柔肝；枳壳、陈皮行气和中；太子参、白术、茯苓健脾益气；厚朴、连翘、瓜蒌子清热通腑；焦山楂、炒麦芽、鸡内金消食开胃；甘草调和诸药。合并有癫痫者，参考癫痫专章内容处治。严重脑性瘫痪儿童，使用轮椅或电动轮椅可以提升患儿的生存质量，康复治疗应以家庭康复训练为主。

第七章 肝痈

【概述】

肝痈，指由于机体感受热毒之邪，循经络而入肝之本脏，肝郁化火，气血壅滞，热积不散，肉腐成脓生疡，临床以右胁肋部作痛、手不可按、发热、寒战等为主要表现的疾病。肝痈是脓疡生于肝之本脏的疾病，属中医内痈之一。

肝痈病名首见于《黄帝内经》,《素问·大奇论》云:“肝雍，两胠满，卧则惊，不得小便。”所论肝雍，即后世所称之肝痈。自此之后，历代医家在此基础拓展，完善了肝痈的病因病机，提出了许多有效的治疗方法。如《医门补要·肝痈》说:“左乳下隐疼，牵引胁肋咳嗽，与大便时亦痛，硬肿难溃，不能着左边卧。由肝气郁结，或努力血瘀，谓之肝痈，以消坚散。”《辨证录·肝痈门》中对肝痈的病因病机、鉴别诊断、治疗方法有详细的论述，谓:“凡生痈者，胁在左而不在右，左胁之皮必现红紫色，而舌必现青色，以此辨证，断断无差。治之法，必平肝为主而佐之泻火去毒之药，万不可因循时日，令其溃烂而不可救也。方用化肝消毒汤。”清代《马培之医案·肝痈·附论》专论小儿肝痈:“小儿亦见有之。小儿之生，乃因痰热入于肝络，先咳嗽而后胁肋肿胀，但此症初生，病者因不生痈而医者总云肝气，十有八九一派辛香耗气，迨至胁肋肿胀，始知生痈。”说明当时已认识到小儿亦可罹患肝痈，并指出其病机和容易误诊的原因。

本病相当于西医学的肝脓肿，如细菌性肝脓肿、阿米巴肝脓肿等均可参照肝痈论治。

【病因病机】

肝痈的发生，与感受外邪，热毒入肝；饮食不节，嗜食甘肥；情志抑郁，肝火内生等因素有关。此外，由于用力过度，闪挫跌仆，络伤血瘀；或因外伤后肌腠不固，复感邪毒，均可形成肝痈。

1. 感受外邪，邪毒入肝

小儿肺常不足，卫外不固，易感外邪，外邪易从阳化热，邪热炼液成痰，痰热火毒蕴结，若肝脏亏虚，邪毒循经流入肝之本脏，聚而不散，气血壅滞，腐败肝脏，酝酿化脓而成痈。初生儿因脐部疾患，邪毒入脐，随血流入肝脏，可发为肝痈。

2. 饮食不节，湿热蕴结

小儿脾常不足，若嗜食肥甘，损伤脾胃，湿热内生；或过食辛辣发物及不洁食物，脾运失司，蕴湿生热，湿热壅滞，流注经络而入肝脏，蕴结不散，气血凝滞，发为肝痈。

3. 七情失调，肝火内生

情志不舒，恼怒伤肝，肝气横逆化火；忧思过度，肝气郁结，气郁化火。肝火助外感及饮食之热毒伤肝，灼伤肝脏阴血，气滞血瘀，血肉腐败成脓生痈。

4. 闪挫跌仆，络伤血瘀

因于用力过度气机郁滞，或跌仆闪挫络伤血瘀，以致气滞血瘀，流注于肝脏，郁积化火，灼伤血肉，腐败化脓成痈。

肝痈初期，热毒壅盛，蕴结于肝，气血壅滞。治不及时，邪毒灼伤肝脏血肉，酝酿而成痈，即邪正剧争，毒盛肉腐阶段。痈疡内消或穿刺排脓后，邪毒渐衰，气阴耗伤，后期则正虚邪恋。

【临床诊断】

1. 诊断要点

（1）发热，恶寒，伴或不伴有寒战。

（2）腹痛，以右上腹疼痛为主，常伴恶心、呕吐、纳呆等症。

（3）体格检查：肝脏肿大、肝区饱满，伴有肝区压痛或肝区有包块。

（4）血常规、血培养，尤其是肝脏彩超检查，有助于诊断和鉴别诊断。

2. 鉴别诊断

（1）肝痨：病情进展缓慢，有持续低热、盗汗、消瘦等痨病证候，肝脏彩超、结核杆菌试验等检查可以协助诊断。

（2）胁痛：胁痛是以一侧或两侧胁肋疼痛为主要表现，常伴有胸闷纳差、脘腹胀满，或咽干、心烦、口苦、目赤等症，胁痛程度明显较肝痈为轻，一般无高热恶寒等症。

【辨证论治】

1. 辨证要点

（1）辨病邪性质：高热寒战，心烦，面红目赤，口苦口渴，舌红，苔黄，脉数者，为热毒炽盛；壮热不退，寒战，右胁肋饱满隆起，痛不可忍，舌红绛，苔黄腻，脉弦数或滑数者，为毒瘀搏结；腹部疼痛，下痢脓血，或红白黏冻样大便，肛门灼热，里急后重，苔黄厚腻，脉滑数者，属湿热毒结；胁部刺痛，痛处不移，面色暗，唇紫，舌质暗或暗红，或边有瘀点者，为瘀血。低热不退，形体消瘦，盗汗，手足心热，面色潮红，纳呆口干，头昏乏力者，属气阴两虚。

（2）辨邪正消长：肝痈早期，发热恶寒，口渴心烦，胁腹疼痛，邪毒盛而正气未虚、邪正交争；正不胜邪，肉腐成痈，则壮热持续不解；午后潮热，右胁下肿痛，神疲口渴，纳呆乏力，为毒瘀交结而气阴已伤；疾病后期，发热渐退，或低热绵绵，胁肋隐痛，全身乏力，体瘦汗多，为正气亏虚而余邪留恋。

2. 治疗原则

本病以清热解毒消痈为主要治法，临床常分初期、成痈期、溃脓期、恢复期四期辨证治疗。未溃前以消法为主，多合清、下，常用平肝理气、清热泻火、解毒通腑、消痈排脓、活血化瘀等法；脓溃后重在清热解毒化瘀，扶正补托兼施；后期以益气养阴、清解余邪为法。临证时，各阶段在采用一种主要治法的同时，往往根据兼夹证，配合使用其他治法，以提高疗法。如解毒消痈、活血化瘀兼施，补气、托毒并进，清解余毒、活血消痞与益气养血、滋阴清热合用，均为常用治法。

3. 证治分类

（1）热毒蕴肝

证候　高热恶寒，甚则寒战，右胁胀痛，右上腹部隐痛，局部拒按，按之痛甚，心烦急躁，口渴多饮，面红目赤，汗出口苦，溲黄便结，舌质红，舌苔黄，脉弦数。

辨证　本证多由感受温热之邪，肝脏有亏，邪毒循肝经而入肝之本脏，气血壅滞，正邪剧争而致。多见于疾病初期。以高热恶寒，右胁腹疼痛，口渴心烦，面红目赤，舌红，苔黄，脉弦数为辨证要点。本证多见于细菌性肝脓肿。

治法　清肝泻火，解毒消痈。

方药 柴胡解毒汤加减。常用柴胡、栀子、白芍、夏枯草清肝泻火；黄连、黄芩、金银花清热泻火解毒；茵陈清肝利胆；大黄、芒硝泻热通腑、釜底抽薪；木香、郁金理气化瘀；甘草调和诸药。

右胁肋痛甚者，加延胡索、沉香行气止痛；黄疸者，加金钱草清热退黄；恶心呕吐者，加姜半夏、竹茹清胃止呕；口渴多饮者，加天花粉、生地黄、玄参清热生津。

（2）湿热蕴结

证候 右胁持续胀痛拒按，可扪及固定包块，有波动感，午后热甚，汗出热不解，呕恶纳呆，口苦溲黄，大便黏腻，或解脓血便，舌质红，苔黄腻，脉弦数。

辨证 本证多发于夏秋之季，饮食不洁，湿热蕴结脾胃，熏蒸肝胆，肝脏疏泄功能失常，气血壅滞，湿热不解，日久肉腐化脓成痈。以右胁持续胀痛，并扪及固定包块，发热，苔黄腻，病程中常伴有脓血便、红白黏冻样便为辨证要点。本证多见于阿米巴性肝脓肿。

治法 清肝利湿，解毒活血。

方药 龙胆泻肝汤加减。常用龙胆、栀子、黄芩、柴胡清肝泻火；当归、生地黄滋阴养血；木通、泽泻、车前子清热利湿；郁金、丹参清热活血止痛；甘草清热解毒、调和诸药。

大便秘结者，加大黄、芒硝通腑泻热；胁肋疼痛难忍者，加延胡索、枳实行气止痛；高热心烦、口渴者，加金银花、连翘、紫花地丁清热解毒消痈。下利脓血者，用白头翁汤加减。

（3）毒盛肉腐

证候 壮热不退，大汗大渴，胁腹剧痛，或放射至右肩部，甚者右胁饱满、局部红肿、触碰痛剧，面红目赤，口苦唇干，纳差恶心，腹胀，舌质红或红绛，苔黄厚腻，脉滑数。

辨证 本证为热毒壅盛，蕴结于肝，邪正剧争，肉腐化脓而成痈。以壮热、右胁剧痛、局部红肿、舌质红、苔黄厚腻、脉滑数为辨证要点。

治法 清热解毒，消痈透脓。

方药 大柴胡汤合透脓散加减。常用柴胡、黄芩疏肝清热；大黄、枳实通腑泻热；金银花、连翘、蒲公英、败酱草清热解毒消痈；皂角刺、穿山甲通络透脓；赤芍、牡丹皮凉血活血；甘草调和诸药。

恶心呕吐者，加姜半夏、竹茹清胃止呕；胁痛甚者，加延胡索、川芎、木香行气活血止痛；口渴唇干，盗汗，苔少不润者，加天花粉、生地黄、玄参清热养肝生津；脘闷身重，溲黄，苔黄腻者，加茵陈、滑石清热利湿；面黄形瘦者，加黄芪、党参、茯苓补气托毒护正。

（4）气阴两伤

证候　发热渐退，或低热绵绵，精神食欲好转，右胁肋疼痛虽减轻但未全止，面色少华，形体消瘦，气短乏力，自汗盗汗，口渴唇干，五心烦热，舌质红，苔少而剥，脉细数。

辨证　本证由热毒耗伤气阴，邪毒渐衰，病情日趋好转，肝脏受损，邪衰而正虚所致。以病情好转，发热渐退，右胁肋疼痛减轻，伴气阴两虚证候为辨证要点。

治法　益气养阴，兼清余邪。

方药　青蒿鳖甲汤合生脉散加减。常用青蒿、鳖甲入阴分透伏邪；知母、生地黄、牡丹皮滋阴清热；党参、麦冬、五味子益气养阴；金银花、连翘、浙贝母清热解毒消痈。

便溏，纳呆，腹胀者，加白术、山药、茯苓健脾助运；身体困重，溲黄，苔黄腻者，加茵陈、车前草清热利湿；痛处固定，面色灰暗，舌见瘀点者，加当归、丹参、三七活血化瘀。

（5）气血亏虚

证候　右胁隐痛，神疲乏力，面色无华，头晕气短，形体消瘦，纳呆便溏，舌质淡，苔薄白，脉细弱。

辨证　本证由邪毒已退，正气虚弱，肝阴血亏虚，肝气不舒所致。以后期热退右胁隐痛，伴气血亏虚证候为辨证要点。

治法　补气养血，健脾疏肝。

方药　圣愈汤、八珍汤加减。常用党参、白术、黄芪健脾益气；熟地黄、当归、川芎、白芍补血和血；柴胡疏肝解郁；郁金、延胡索行气止痛、活血化瘀；麦芽、焦山楂疏肝消食。

时有低热者，为余热未尽，加金银花、黄芩、浙贝母清解余热；盗汗、口渴、便干，苔少者，兼阴虚，加玄参、麦冬、北沙参养阴清热；右胁下痞块不消者，加鳖甲、三棱、莪术软坚消痞。

【其他疗法】

1. 中药成药

（1）龙胆泻肝丸：每袋 6g。每服 1 ～ 3 岁 2g、3 ～ 6 岁 3g、＞ 6 岁 6g，1 日 2 次。用于热毒蕴肝证、湿热蕴结证。

（2）防风通圣丸：每袋 6g。每服 1 ～ 3 岁 3g，1 日 3 次；3 ～ 6 岁 6g，1 日 2 次；＞ 6 岁 6g，1 日 3 次。用于热毒蕴肝证、毒盛肉腐证。

（3）生脉饮口服液：每支 10mL。每服 1 ～ 3 岁 5mL，1 日 2 次；3 ～ 6 岁 5mL，1 日 3 次；＞ 6 岁 10mL，1 日 2 ～ 3 次。用于气阴两伤证。

2. 药物外治

（1）双柏散：用温开水调成糊状，敷于肝区，用胶布固定，1 日 1 次。用于肝痈初期、成痈期和溃脓期。

（2）清热解毒散：用温开水调成糊状，敷于肝区，用胶布固定，1 日 1 次。用于肝痈初期、成痈期和溃脓期。

（3）鲜忍冬藤：捣烂，敷于肝区，用纱布固定，1 日 1 次。用于肝痈初期、成痈期和溃脓期。

3. 西医疗法

（1）抗生素疗法：肝脓肿为重症感染，病原未明确之前，使用广谱抗生素强力抗感染，初始治疗需覆盖革兰氏阳性菌和革兰氏阴性菌，同时应该考虑合并厌氧菌感染的可能，常加用抗厌氧菌药物。病原明确后，按药敏结果针对性用药抗感染。若是阿米巴肝脓肿，可选用甲硝唑、替硝唑治疗。

（2）外科疗法：在内科治疗的基础上，对于大的脓肿、反复积脓的脓肿、局部胀痛及全身中毒症状严重、或脓肿已破或有突破的可能时，应考虑外科手术治疗。可先行 B 超或 CT 引导下行肝穿刺、插管排脓治疗，必要时行切开引流术，甚至肝叶切除术。

【防护康复】

1. 预防

（1）锻炼身体，增强体质，预防外感。

（2）避免过食膏粱厚味，防止脾胃积热。

（3）减少和防止闪挫跌仆损伤右胁。

（4）积极预防和治疗原发疾病，切断感染途径，如新生儿脐炎、脓毒血症、胆道感染（如胆道蛔虫症、化脓性胆囊炎、胆石症等）、化脓性阑尾炎、细菌性痢疾、阿米巴痢疾等。

2. 调护

（1）卧床休息，衣被柔软而舒适，避免压迫肝区而引起不适，向左侧卧位，以减轻疼痛。

（2）高热时鼓励喝水，及时予物理降温。

（3）注意口腔护理，出汗多者及时更换被单、衣服，避免着凉。

（4）给予高蛋白、高碳水化合物、低脂肪而易消化的流质或半流质饮食，忌肥甘辛辣滋腻之品。

3. 康复

（1）肝痈恢复较慢，不发热后仍需注意休息。

（2）恢复期劳逸结合，适当活动，有利疾病康复。

（3）结合肝功能、肝脏超声等检查，彻底治疗，把肝痈对肝脏的损伤减至最低。

【审思心得】

1. 循经论理

肝痈属内痈的一种，是脓疡生于肝脏的疾病，临床以右胁肋部作痛、手不可按、发热、寒战等为主要表现的疾病。

肝痈相当于西医学的肝脓肿。小儿肝脓肿以细菌性（金黄色葡萄球菌、大肠杆菌）居多，多继发于新生儿脐炎、败血症或胆道蛔虫病，肝区超声检查或扫描可助早期诊断，但若是多发性小脓肿则较难确诊。若是阿米巴肝脓肿一般有阿米巴痢疾史，肝大以右叶为主，从脓液或粪便中找到阿米巴滋养体有助诊断。肝脓肿的发病率总体逐渐降低，目前临床上已经不属于常见病。

古人对本病很早就有认识。肝痈在《黄帝内经》已有记载，名为肝雍，《素问·大奇论》说："肝雍，两胠满，卧则惊，不得小便。"后世医家逐渐补充和完善。在明清对本病已有系统认识，有的医著作了专篇论述，如《外科大成·肝痈》《辨证录·肝痈门》《疡医大全·肝痈门》《医门补要·肝痈》等，对于本病的病因病机、临床症状、治法方药等都有许多论述，可为临床诊治提供指导。

痈是毒邪壅塞气血，凝滞不通，肉腐成脓而致。痈有"外痈""内痈"之分，内痈生于脏腑，外痈生在皮肉。痈的基本病机为热盛肉腐，早在《黄帝内经》就有深刻认识。《灵枢·痈疽》云："营卫稽留于经脉之中，则血泣而不行，不行则卫气从之而不通，壅遏而不得行，故热。大热不止，热胜，则肉腐，肉腐则为脓。"直至今日，仍在指导临床对于痈病的认识。内痈病位在脏腑本体，病位较深，其发病率远低于外痈。

肝痈是指肝脏真脏发生脓疡，病情急重。肝痈之发病，总由体外体内热毒移于肝脏产生。然热毒是否能传变入肝脏而腐其肉成痈，关键在于肝脏之正气充足与否。"至虚之处，便是容邪之地。"若肝脏之阴血正气不足，热毒循肝经流注于肝脏，气血壅滞不通，可致肉腐成痈。现代认识到肝脓肿患者的发病，常有基础疾病，如新生儿脐炎、胆囊炎、胆道蛔虫、败血症、糖尿病、肝胆管结石、肝胆手术史、肝脏肿瘤等。与中医认为肝痈之发病，与正气亏损、邪毒攻击相关基本吻合。

热、毒、瘀是肝痈的主要病理因素。热毒循经流注入肝之本脏，气血凝滞生瘀，毒盛血败肉腐而成痈是其主要病机。热毒流注入肝脏，热毒壅塞、气血瘀滞为肝痈初期的主要矛盾，若发现及时，治疗得当，逆其病势，可不酿脓，否则，热胜腐肉则渐酿生脓液，治疗不力，或病情过重，病程迁延则耗伤气血，正气日益亏虚，转为虚实夹杂。病之后期，若邪毒已经廓清或者邪恋正虚，则常常虚象显露，气血虚损，需用药饵调理脏腑，调和气血，方能逐渐康复。由于肝痈为肝之真脏受损，治疗应彻底，调理时间宜长，以尽量减轻肝脏的损伤。

2. 证治有道

肝痈为内痈，治疗以内消为主，冀以解毒消痈散脓，不成脓或少成脓，减轻疼痈，减短病程；若脓已成，当以解毒透脓托毒为主，使邪气衰退；痈溃后则治以托里清除余邪以排脓生肌收口。肝痈病位特殊，不若肺痈、肠痈，易排脓毒于外，治疗只能以内消为重。

治疗肝痈，当辨其寒热虚实之属性，在气在血、在脏在腑的侧重而分期辨证论治。归纳其治疗要点有三：首先肝痈为内痈，应当灵活运用治痈之“消、托、补”三法。消法为痈病初起治疗之策，以消散、解毒、败毒之药物，达清热解毒之旨，以期消毒于成脓之前。托法有透托和补托之分，前者用于实证，脓成未熟之时，使脓毒透托于外；后者用于正气不足，邪毒留恋，酿脓不畅，扶其正气，以期扶正而托毒消解。补法之要义在于早期护正达邪，中期托毒防陷，后期扶正生肌以助力康复。其二为兼治肝病。如肝大、肝区疼痛、肝功能损害、黄疸等，均为热毒瘀壅阻于肝，当随证配合疏肝通络、软坚散结、清肝利胆等中药治疗。三曰防止组织粘连，本病并发症多且重，为防感染后期机化粘连，在辨证基础上伍以化痰散结、软坚消癥、疏肝通络、活血化瘀中药，可减少后遗症。

肝痈形成，属于热毒壅积肝脏，腐败生痈化脓，治当清热解毒、消痈散结无疑。但本病痈肿形成及消散，又与局部气滞血瘀络阻是否能较快消解有密切关系，所以，在其病程各期，均主张同时应用行气活血化瘀消积之法。初期热毒壅积于肝，当疏肝行气活血以助解毒而消肿；成痈期毒盛成痈酿脓，当凉血活血配合解毒消痈以制痈脓；溃脓期活血化瘀散结有助脓溃消解；恢复期合用行气活血消积，更有协助脓肿消散、防止瘀结成癥的作用。笔者经验，活血化瘀法在本病中的应用，正是本病中医药治疗的优势所在。西医临床治疗本病使用抗生素为主要药物，其疗效欠佳的主要原因在于脓肿形成后脓腔外往往有一层厚薄不等的包壁，影响了抗生素进入脓腔内发挥作用。而中药活血化瘀法则在病程初期、中期起到协助解毒消痈药入肝发挥作用，后期配合益气养阴法助其康复的积极效果。

肝痈者，热毒炽盛，可见发热烦躁、口苦口渴、舌红苔黄、脉数等症；血瘀肝络，可见胁下肝脏日渐肿大，质地变硬，胁腹疼痛；右胁肋下形成固定包块，局部触痛、灼热，甚至可扪及波动感，为毒瘀相结，肝痈已成。胁为肝之分野，两胁为少阳经络循行之处，故肝区疼痛痞块形成是热毒壅结少阳；而患儿壮热不退，心下满痛，便秘，又是热结阳明之证。所以，本病可以从少阳、阳明两阳热结来认识。

热毒壅盛于少阳阳明，治当两解，取仲景大柴胡汤为主方，配合凉血活血化瘀之品。大柴胡汤为小柴胡汤与小承气汤复合加减之剂，用柴胡、黄芩和解少阳；大黄、枳实泻下热结；芍药常用赤芍并合牡丹皮、生地黄凉血活血；胁肋疼痛者加郁金、延胡索疏肝行气；呕吐频作者用姜半夏、竹茹和胃降逆。为增强解毒消痈之功，常选加金银花、蒲公英、薏苡仁、败酱草、黄连、虎杖等药。肝痈病之初，病机为里热炽盛，热毒循肝经而入肝脏，气血壅滞。急以清热解毒泻火为要，以期消痈于未成之时。此期应重视通下法的运用，保持大便通畅，轻度腹泻为度，使邪有出路，热毒从下而泄。小便黄短者，加金钱草、滑石、车前草等药以清热利尿，导热从小便而解。若平素体虚者，佐用黄芪、党参、山药以顾护正气，防寒凉药物伤胃。

本病为毒瘀互结之证，活血化瘀消痞散结又在所必用。其瘀阻少阳胁肋，病所在膈下肝脏，王清任膈下逐瘀汤正当所合。《医林改错·膈下逐瘀汤所治之症目》便是用于小儿痞块、痛不移处、卧则腹坠等证。常酌情选取赤芍、牡丹皮、丹参、川芎、桃仁、五灵脂、延胡索、虎杖等加入方中，可以减轻气血壅滞，使热毒易散，亦取“火郁发之”之义。若壮热不退，右胁腹剧痛，或放射至右肩，右胁饱满，局部红肿者，为脓已成，当合以透脓散，用黄芪扶正托毒，皂角刺、穿山甲通络透脓，当归、川芎活血理血。

本病发生与肝脏素亏有关，加之热毒瘀损伤真脏，易于耗伤气血，病程迁延，患儿往往气血亏虚之象日渐显露。所以，要渐次加用益气养血之品。早期可佐用太子参、山药健脾益气养阴以顾护正气；若是正虚无力消痈，可加黄芪、党参、茯苓、当归、川芎、穿山甲、皂角刺等扶正托毒。后期热退痈消，渐转正虚为主，多见为气血两虚证，取当归补血汤、圣愈汤、八珍汤等方加减。偏气虚者面色无华、形体消瘦、疲乏气短、自汗便溏，重用炙黄芪，加党参、茯苓、白术、薏苡仁、陈皮等补中益气；偏阴虚者面色潮红、五心烦热、舌红苔少、脉象沉细，当用当归、白芍、北沙参、熟地黄、枸杞子、龟甲、知母等养阴清热。

由于本病为肝之真脏受损，血肉腐败，病位深沉，正气耗伤，后期常有余毒留恋，痰瘀阻滞，表现为右胁腹时痛、右胁不舒、舌红、咽红等症，肝脏彩超、血常规、CRP 等检查尚有轻度异常，需继续佐用清热解毒、化痰活血之品，以防余烬复燃、助病灶消散，同时视气血阴阳之盛衰，脏腑之虚实，扶助正气，健脾助运以资生化之源，促进肝脏之修复，又为不可或缺之治疗。

阿米巴肝脓肿往往初起为阿米巴痢疾，其肠壁内的滋养体通过静脉、淋巴管迁移或直接蔓延至肝形成脓肿，病程发展缓慢而病情顽固。西药甲硝唑、替硝唑治疗反应较大，依米丁更被在儿童禁用。中医传统采用雅胆子治疗阿米巴痢疾，去壳取仁，用龙眼肉包裹吞服，每次 0.5g，但不宜多服久服。其治疗阿米巴肝脓肿的效果尚未见报道。

第八章 急性胰腺炎

【概述】

急性胰腺炎是多种病因导致胰酶在胰腺内被激活后引起胰腺组织自身消化、水肿、出血甚至坏死的炎症反应。临床以急性上腹痛、恶心、呕吐、发热和血胰酶增高等为特点。病变程度轻重不等，轻者以胰腺水肿为主，临床多见，病情常呈自限性，预后良好，又称为轻症急性胰腺炎。少数患者的胰腺出血坏死，常继发感染、腹膜炎和休克等，病死率高，称为重症急性胰腺炎。近年来，儿童的发病率呈上升趋势，有报告显示发病率为（3.6～13.2）/10 万，已接近成人，常见于 5 岁以上儿童，以女孩居多，城镇多于乡村。

急性胰腺炎为西医病名，中医古代文献有许多类似本病的记载。如《素问・六元正纪大论》云："木郁之发……民病胃脘当心而痛，上支两胁，膈咽不通，食饮不下。"描述的症状与轻症急性胰腺炎的腹痛、胁痛等临床表现相似。《伤寒论・辨太阳病脉证并治》谓："结胸热实，脉沉而紧，心下痛，按之石硬者，大陷胸汤主之。"其所描述与重症急性胰腺炎临床表现相似。根据其临床表现，与中医学的"腹痛""胁痛""胃心痛""结胸""胰瘅"等病证相关。

国内从 1958 年起开始了本病的中西医结合临床研究。吴咸中教授等针对该病实多虚少、多为宿食或湿热壅闭腑气的特点，根据"六腑以通为用""通则不痛"的理论，创造性地总结了一整套以通腑攻下为主，立足于"动"的有效治疗方法，使罹病的胰腺及其受累相关脏腑在积极运动中渐趋康复，推动了中西医结合治疗急性胰腺炎的学术进步。

【病因病机】

外感六淫、暴饮暴食、蛔虫内扰、情志不畅等诸多因素，均可影响脾胃肝胆功能，以致气滞、湿蕴、热结，而使本病发病。中医学把胰腺生理功能归属于脾胃，且与肝胆相关。故本病的发生与脾胃肝胆关系密切。

1. 肝脾气滞

情志不畅，肝胆失于条达，肝逆犯胃，肝脾不和则中焦运化失常，气机壅滞；

或暴饮暴食，宿食停积不化，气机郁滞不畅，以致出现腹胀腹痛、恶心呕吐等症。

2. 脾胃实热

外感六淫之邪传里化热，热郁于里，形成中焦实热；或因饮食不节，暴饮暴食，骤至中焦窒塞，脾胃郁火骤生，火热炽盛，充斥阳明，壅塞腑气，以致发生高热口渴、脘腹剧痛、恶心呕吐、大便秘结诸症。

3. 肝脾湿热

素有胆道疾患，湿热内蕴肝胆，肝失疏泄，影响脾的运化功能，水湿不化，停聚中焦；或饮食不节，损伤脾胃，脾失健运，内生水湿，郁而化热，湿热弥漫，充斥胃胆，肝胆湿热，瘀阻中焦，故可见脘胁胀痛、黄疸、呕吐、口苦等症。

4. 蛔虫上扰

本病部分继发于胆道蛔虫症。蛔虫内扰，上窜胆道胆腑，使胰液胆汁疏泄受阻，以致肝脾功能失调，气血逆乱，症见上腹剧痛、汗出肢冷、恶心呕吐，多有吐蛔。

本病来势急骤，若正气不足，部分病例可迅速进展，出现内闭外脱、气阴两竭等证候。

【临床诊断】

1. 诊断要点

（1）急性、突发、持续、剧烈的上腹部疼痛，可向背部放射。

（2）血清淀粉酶和（或）脂肪酶活性上升至高于正常上限值 3 倍。

（3）腹部彩超、胰腺 CT/MRI 呈急性胰腺炎典型影像学改变。

符合上述 3 项标准中的 2 项，即可诊断。

2. 鉴别诊断

（1）急性胆囊炎：疼痛部位主要在右上腹部，可放射至右肩，墨菲征阳性，常伴恶心呕吐，血淀粉酶可轻度上升，腹部彩超提示胆囊增大、胆囊壁粗糙水肿等征象，可协助诊断。

（2）机械性肠梗阻：起病急骤，阵发性腹部剧烈绞痛、呕吐（呕吐物中有胆汁及粪便）、腹胀。高位梗阻早期，肛门有少量排气和排便；低位完全性梗阻，无肛门排气或排便。腹胀，可见肠型及蠕动波，听诊有阵发性肠鸣、高调及气过水声。X 线见近端胃肠内充气，肠内多数梯形液平面。

【辨证论治】

1. 辨证要点

（1）辨别常证：本病基本病机在于气滞、湿蕴、热结，临床常见肝脾气滞、脾胃实热、肝胆湿热、蛔虫上扰等证。上述四证可从病因特点、证候表现两方面进行辨别。肝脾气滞者，因肝失疏泄、脾气壅滞所致，其证发热较轻，腹痛阵发或窜痛，查体上腹仅有压痛，无明显腹肌紧张；脾胃实热者，为热毒炽盛所致，阳明里、实、热证俱全，其症见高热口渴、腹痛剧烈、腹肌紧张、拒按，甚则可出现休克症状；肝胆湿热者，多为胆道疾患并发胰腺炎，除腹痛拒按外，尚有肝胆湿热见症；蛔虫上扰者，多为胆道蛔虫所引起，其证上腹绞痛、痛后如常，有肠道蛔虫病。

（2）辨识变证：急性胰腺炎之变证主要表现内闭外脱或气阴两竭。前者除面色苍白、多汗、肢冷搐搦外，尚见脘腹剧痛、呕恶便秘、身热烦渴等腑实之症；后者表现为冷汗淋漓、肢厥脉微、舌干红少苔等气阴两竭之象。

2. 治疗原则

本病治疗以理气攻下，清泄里热为基本原则。气滞者，主以疏肝理气；实热者，重用苦寒直折；湿热者，需用疏肝利胆、清泄湿热；因蛔虫上扰所致者，配以利胆驱蛔。若出现内闭外脱或阴竭阳脱者，当立即抢救，治以通腑开闭、回阳固脱，或育阴回阳、救逆固脱，待厥回脱止后，再作审证辨治。

一般来说，中医药为主治疗水肿型胰腺炎有较好疗效。出血坏死型胰腺炎病情严重，病程较长，可因休克死亡，亦可形成局限性脓肿，并可后遗假性胰腺囊肿，应当中西医结合积极抢救治疗。

3. 证治分类

（1）肝脾气滞

证候　突然上腹部阵痛或窜痛，腹软不紧，恶心呕吐，发热较轻，大便秘结，舌质偏红，苔薄白或偏黄，脉弦或紧。

辨证　本证因七情失调，饮食不节，肝气失于疏泄，脾胃之气壅滞所致。以上腹部阵痛或攻窜作痛，伴恶心呕吐为辨证要点。临床常见于轻型水肿性胰腺炎。

治法　疏肝理气，通里攻下。

方药　大柴胡汤加减。常用柴胡、木香疏肝理气；黄芩、黄连清热泻火；厚朴、枳实、大黄（后下）通里攻下；丹参、赤芍活血通络。

腹痛甚者，加延胡索行气止痛；呕吐较频者，加姜竹茹、姜半夏清胃止呕；伤食者，加莱菔子、麦芽、山楂消食导滞；大便干结者，加芒硝润燥软坚。

（2）脾胃实热

证候　全上腹剧痛、胀满、拒按，腹肌紧张，饮水进食后疼痛加剧，呕吐频繁，呕吐后腹痛不能缓解，伴有高热、口干渴、大便秘结、小便短赤，舌质红，苔黄燥或黄厚而腻，脉弦数。

辨证　本证由热毒炽盛、壅结阳明所致。症见高热口渴、腹痛剧烈、腹肌紧张，以痞、满、燥、实为特征，从而显著区别于肝脾气滞证。此证病情严重，甚则可出现休克症状，临床常见于严重水肿型或急性出血、坏死型胰腺炎。

治法　通里攻下，清泄里热。

方药　大承气汤为主方。常重用大黄（后下）荡涤肠胃、推陈出新；芒硝（冲服）泄热通便、润燥软坚；枳实、厚朴破气消积散痞。

高热不退者，加黄连、黄芩、栀子、生地黄以清热泻火凉血；痛甚者，加白芍、延胡索缓急止痛；神昏者，加服安宫牛黄丸。

（3）肝胆湿热

证候　上腹胀痛拒按，发热，呕吐口苦，咽干，多有轻度黄疸，小便短赤，舌质红，苔黄腻，脉滑数。

辨证　本证由肝胆湿热，郁阻中焦，肝旺乘脾，气血壅滞所致。以腹胀痛拒按，伴有口苦、呕吐、黄疸等肝胆湿热之见症为辨证要点。临床常见于胆道疾患并发胰腺炎者。

治法　清肝利胆，祛湿泄热。

方药　茵陈蒿汤加减。常用茵陈清热利湿退黄，引湿热从小便而解；栀子清肝泻火；大黄（后下）泻腑清热，导热从大便而泄；黄芩、半夏清胃止呕；川楝子、延胡索疏肝行气止痛。

热重者，加龙胆、滑石以清热利湿；湿重者加茯苓、车前子、泽泻以利水渗湿；

便秘者，加芒硝（冲服）以通腑泄热。

（4）蛔虫上扰

证候　上腹突然剧烈绞痛，呈持续性，伴有钻顶样痛，剧痛时汗出肢冷，痛后如常，多有吐蛔，身微热，恶心呕吐，舌质红，苔黄腻，脉弦数。

辨证　本证由蛔虫上扰，阻滞气机，气血不通所致。以持续性上腹绞痛和剧痛时四肢发厥，伴有肠蛔虫病或吐蛔史为辨证要点。本证多为胆道蛔虫引起的急性胰腺炎。

治法　利胆驱蛔，清热攻下。

方药　清胰汤2号加减。常用柴胡、黄芩、胡黄连清肝利胆；木香、白芍行气缓急止痛；槟榔、使君子、苦楝皮杀蛔驱虫；大黄（后下）、芒硝（冲服）清热攻下。

（5）内闭外脱

证候　脘腹剧痛，呕恶身热，烦渴多汗，面色苍白，肢冷搐搦，或有神昏谵语，舌质干红，苔灰黑而燥，脉沉细弱。

辨证　本证由邪毒炽盛，正不胜邪，邪毒内陷，腑实内闭，阳气不能宣通以致虚阳外脱。该证除有阳脱表现外，尚有腑闭血瘀的症状，从而区别于阴竭阳脱证。

治法　回阳救逆，解毒开闭。

方药　参附汤、参附龙牡救逆汤，送服安宫牛黄丸或紫雪。常用生晒参、制附子，或人参、制附子、煅龙骨、煅牡蛎、白芍、炙甘草回阳救逆固脱。安宫牛黄丸或紫雪清热解毒，息风开闭。亦可用参附注射液或参麦注射液静脉滴注，但新生儿、婴幼儿禁用。

本证病情危重，宜采用综合治疗方法积极抢救。中医治疗应先回阳固脱以救逆，待厥回之后，可按脾胃实热或肝脾气滞证等论治，酌加益气生津之品。

（6）阴竭阳脱

证候　面色苍白，神情淡漠或焦虑不安，冷汗淋漓，四肢逆冷搐搦，舌质干红多裂纹，少苔或苔薄而燥，脉微细欲绝。

辨证　本证因邪毒炽盛，正不胜邪，阴液耗竭，阳气大伤，阴阳离决而致。以病程极期，突然出现一派气阴两竭之危象为辨证要点。多见于急性胰腺炎并发休克者。

治法 益气回阳，养阴固脱。

方药 参附龙牡救逆汤合生脉散加味。常用人参、制附片峻补元气元阳；龙骨（先煎）、牡蛎（先煎）收敛固涩以敛正；生地黄、麦冬、五味子益气养阴；炙甘草补气和药。

昼夜频服。亦可配用参附注射液或参麦注射液静脉给药（新生儿、婴幼儿禁用）。此时病情危重，应积极采用中西医结合综合治疗方法进行抢救，待厥回脱止之后，再审察病情，随证治疗。

【其他疗法】

1. 针灸疗法

（1）体针：取穴：①肝脾气滞证：中脘、内关、支沟、足三里、阳陵泉。②脾胃实热证：曲池、合谷、内关、天枢、上巨虚、内庭。③肝胆湿热证：胆俞、肝俞、中脘、至阳、阳陵泉、三阴交、丘墟。④蛔虫上扰证：不容、期门、阳陵泉、上脘、太冲、内关、足三里。以上诸穴均予泻法，强刺激。

（2）电针：根据辨证施治配方取穴。按电针操作常规采用断续脉冲波，各穴通电 30 分钟。急性期每日针刺 3 ～ 4 次。

（3）耳针：取穴胆、胰、交感、神门。用毫针强刺激，留针 2 ～ 3 小时，或用揿针埋针 2 ～ 3 天。

（4）穴位注射：取两侧足三里或下巨虚（压痛点处）。每穴注射丹参注射液 0.5 ～ 1mL，取得针感后快速推入，1 日 1 ～ 2 次。

2. 西医疗法

（1）禁食：重症病例需持续胃肠减压。患儿腹部已不胀，并能自肛门排气及有食欲时，则可开始少量进食，以碳水化合物为主，佐以蛋白质，应较长时间限制脂肪。

（2）纠正水和电解质紊乱。

（3）止痛：一般用阿托品。腹痛严重者可用哌替啶，甚则同时肌内注射氯丙嗪。禁用吗啡，因其可使奥狄括约肌痉挛。

（4）抗生素应用：重症及合并细菌感染者可应用广谱抗生素。

（5）休克患者应及时抗休克治疗。

（6）手术：有手术指征者，行手术治疗。

【防护康复】

1. 预防

（1）锻炼身体，增强体质，预防感染，感染后及时治疗。

（2）饮食要有节制，避免暴饮暴食，忌过食生冷油腻。

（3）积极防治蛔虫病、胆石症及胆道感染。

（4）接受特殊药物治疗者，需定期检查了解有无胰腺损伤。

2. 调护

（1）急性期患儿应卧床休息。

（2）轻型患儿可给予低脂流质或半流质饮食，病情较重或呕吐剧烈者暂禁食。

（3）防止呕吐，保证服药发挥作用是取得疗效的关键。呕吐轻者可少量多次服药，或服药前针刺内关穴止呕，或注射小剂量阿托品解痉止呕。腹胀明显者，应及时插鼻胃管持续减压，并经鼻胃管定期灌服药液，一般应在灌药后关闭胃管 2 ～ 3 小时。

（4）胰腺的修复需要蛋白质，症状缓解后，要选用含必需氨基酸多的蛋白质饮食，少量多餐。忌食刺激性食物。

3. 康复

（1）调畅情志，减轻压力。

（2）清淡饮食，避免进食肥甘厚腻，适当控制饮食。

（3）加强护养，预防各种感染性疾病。

【审思心得】

1. 循经论理

急性胰腺炎是多种病因导致胰酶在胰腺内被激活后引起胰腺组织自身消化、水肿、出血甚至坏死的炎症。临床以急性上腹痛、恶心、呕吐、发热和血胰酶增高等为特点。病变程度轻重不等，轻者以胰腺水肿为主，临床多见，病情常呈自限性，预后良好，又称为轻症急性胰腺炎。儿童主要为轻症急性胰腺炎，少数严重病例可危及患儿生命。既往认为，急性胰腺炎以青壮年多见，儿童发病率较低，随着检查手段的增强，近年国内外报道儿童急性胰腺炎的发病率呈上升趋势，常见于5岁以上儿童，以女孩居多，城镇多于乡村。其病因主要与饮食不节有关，过去由蛔虫侵入胆道引起者因肠道蛔虫病减少已经少见。

古人没有对胰腺给予明确的定义，根据古籍对脾肾等脏器位置、形态结构的描述，与现代医学解剖胰腺的外观特征，可以得知古人早已发现胰腺，并有与之相关的名称记载。如《难经·第四十二难》云："脾重二斤二两……有散膏半斤。"《黄帝内景经·脾长章第十五》说："脾长一尺，掩太仓。"古人对胰腺有"散膏""脾长""肾脂""珑管"等称呼。动物的胰在古代早被中医认识，并作为临床药用。如《肘后备急方》用到胰的记载有五处，用以治咳嗽和皮肤病。唐代《备急千金要方》《外台秘要》，明代《本草纲目》等更广泛应用猪胰和羊胰等入药。然由于中医基础理论以阴阳五行作为基本架构，五行配五脏，未能赋予其特殊地位，而把胰腺产生的病变多归之于肝胆、脾胃。

急性胰腺炎为西医病名，中医古代文献中无相对应的病名，但有许多类似本病的记载。在《素问·六元正纪大论》《伤寒杂病论》等书籍中都有本病的类似病症记载与方药记录，从不同的侧面反映了本病的临床特征。后世医籍先后所提出的少阳病、胃心痛、脾心痛、食心痛、饮心痛等症，也描述有与本病相近的临床表现。

本病的病因可分为外因和内因。外因主要为外感六淫，内因常见暴饮暴食、蛔虫内扰、情志不畅、肥胖等因素，结合现代临床，尚有药毒的病因值得重视。本病的发病往往是多因素综合所致，如饮食不节，脾胃失运，食停为积，气机失调，蕴生湿热；肝胆疾患导致肝脾不和，湿热蕴结，阻滞气机，气血壅滞；情志不畅，肝气郁结，郁而化火，肝旺则犯脾而发病。病之轻者，湿热阻滞脾胃肝胆、肝脾气滞，表现为上腹痛、恶心、呕吐，或发热等症；热毒重者，邪毒蕴阻中焦，腑气不降，伴见发热、口渴口苦、溲黄便干等症；若邪不胜正，邪毒内陷或气阴大亏则可见内闭外脱、阴竭阳脱之变证。

2. 证治有道

本病以实证为主，治疗以攻邪为要，以理气攻下，清泄里热为主要治法。气滞者，主以疏肝理气；实热者，重以苦寒直折；湿热者，注意疏肝利胆、清泄湿热；因蛔虫上扰所致者，配以利胆驱蛔；若出现内闭外脱或阴竭阳脱者，当立即抢救，治以解毒开闭、回阳固脱，或育阴回阳、救逆固脱，待厥回脱止后，再审证辨治。

临证时，急性胰腺炎各证间常难以截然分开，多分为轻症、重症而论治。轻症以气滞、湿热为患，阻滞肝脾气机，升降失调，不通则痛为主要病机。治疗以清里通下，行气利湿为主要治法，常用大柴胡汤加减，取柴胡、白芍疏肝理气；黄芩、黄连清热泻火；厚朴、枳实破气消积；大黄（后下）、芒硝（冲服）通里攻下；法半夏降逆止呕；茵陈清热利湿。“腑气不通”“不通则痛”是本病重要的病理机制，故治疗之策，务使腑气通畅，气机升降得复，欲使腑气得通，则通腑攻下必不可少，临证常用三承气汤加减，视腑气热结之轻重，灵活选用大承气汤、小承气汤、调胃承气汤，导邪从胆腑、肠腑下泄。大便通导后，应调整大黄、芒硝等泻下类药物，保持每日大便通畅偏稀，但不可通下过度，以免耗伤气阴，损伤正气。其他治疗则随气滞、湿热、血瘀等兼夹随证用药，以平为期。邪去正伤，常用健运脾胃佐以疏肝以善后。

病情急重者，邪毒炽盛，正不胜邪，又可导致邪毒内陷，出现心烦急躁，时作惊惕、肌肉抽动，甚则神昏、谵语、抽搐，为邪入厥阴，在通里攻下清热治疗基础上，合用安宫牛黄丸或紫雪以解毒开窍息风。若同时出现肢冷、面色苍白、冷汗、嗜睡或神昏，又兼有阳气外脱，此时不可急攻，当以独参汤、参附汤、参附龙牡救逆汤等方回阳救逆固脱，合用安宫牛黄丸或紫雪以解毒开窍息风。若是出现气阴衰竭危象时，应停止攻下通里治疗，急以益气回阳、养阴固脱救治，待正气回复，再细审病情，辨证用药。此两种情况常见于重症急性胰腺炎，应采用中西医结合治疗进行救治，降低病死率。

部分患儿急性胰腺炎治疗痊愈后，在饮食不节、劳倦后会出现间断上腹痛、易恶心呕吐，检查可发现血胰酶轻度异常、胰腺彩超有轻微改变，无发热、腹肌紧张等表现，此为慢性胰腺炎或慢性胰腺炎急性发作。中医辨证属肝脾不和，脾失健运，积滞内生，气机升降失调为主，热毒不重。治疗时，攻邪不宜太过，需注意小儿的生理特点。对于一些存在饮食积滞的患儿，食滞不化，蕴久化热，热结肠胃，传导失职，易致大便不畅，阻碍气机升降。六腑以通为顺，对这类患儿治疗以消导为先。但应注意小儿为稚阴稚阳之体，虽有热有滞，不宜妄投峻攻峻泻之品，以免积消阴伤气耗。可以轻消疏解通腑为治，以保和丸化裁为用。取藿香、砂仁、陈皮、木香芳香疏化、行气和中；茯苓、甘草健脾益气；厚朴、半夏下气降逆止呕；焦山楂、莱菔子消食导滞；白芍柔肝养阴，合甘草缓急止痛；连翘、黄芩清其内热；柴胡疏肝理气以防土壅木亢。诸药合用，共奏健脾消积、理气止痛之功。

第九章

急性胆囊炎

【概述】

急性胆囊炎是由细菌感染、胆囊管梗阻和化学性刺激等原因引起的胆囊急性炎症性病变，临床以发热、右上腹疼痛及压痛，伴恶心呕吐，可兼见黄疸、墨菲征阳性、外周白细胞增多等表现。小儿急性胆囊炎相对少见，常继发于全身感染后，且以无结石性胆囊炎为主。好发年龄为 8 ～ 14 岁，男孩发病较多。

急性胆囊炎为西医病名，根据急性胆囊炎的证候特征，可归属于中医胁痛、胆胀、胆痛等范畴。如《灵枢·胀论》说："胆胀者，胁下胀痛，口中苦。"《灵枢·经脉》说："胆足少阳之脉……是动则病口苦……心胁痛，不能转侧。"《灵枢·邪气脏腑病形》还记载有："胆病者……呕宿汁……其寒热者。"《丹溪心法·胁痛七十一》云："胁痛，肝火盛，木气实，有死血，有痰流注，肝急。木气实，用苍术、川芎、青皮、当归之类；痛甚者，肝火盛，以当归龙荟丸，姜汁下，是泻火之要药；死血，用桃仁、红花、川芎；痰流注，以二陈汤加南星、苍术、川芎；肝苦急，急食辛以散之，用抚芎、苍术。血病，入血药中行血。"详细论述了病因病机和治疗方法。《医灯续焰·心腹痛脉证》说："胆痛，引胸膈胁肋、口苦、善太息、振寒，宜二陈汤、温胆汤、小柴胡汤之类。"提出了胆痛的病名，描述了证候，给出了治疗方法。古籍中这些病证的描述可用于我们对于胆囊炎病因病机的认识和辨证论治的参考。

国内从 1958 年开始该病的中西医结合临床研究，1962 年大连医学院主编的《新急症学》中，首先报告了用中西医结合非手术治疗胆囊炎的经验。随后，全国各地都有大量病例的治疗报告。在辨证治疗方面，根据胆囊炎的临床表现及中医的病机学说，逐步确立了本病的常见证型及治疗原则。

【病因病机】

急性胆囊炎病因可分为外因和内因。外因主要责之感受温热之邪，内因有饮食不节、情志不遂和虫石阻滞等，肝胆素亏是发病之基础，邪犯胆腑，胆失通降，不通而痛则是其主要病机。

1. 感受外邪

小儿肺脾常不足，感受温热之邪，从口鼻而入，与脾湿相搏而为湿热之毒，或外感湿热邪毒，蕴阻中焦，气机升降失调，若肝胆素亏，则湿热之邪循经流注于肝胆，气血壅滞，胆腑不通而发为本病。若湿热之邪久郁化火，火毒炽盛，内攻营血，或热胜肉腐血败成脓，则可致本病之重症。

2. 胆失通降

七情不遂，肝失疏泄，胆失通降，胆汁郁滞化火；饮食不节，损伤脾胃，脾失运化，湿浊内生，郁而化热，湿热熏蒸肝胆，胆失通降；或胆汁熬煎成砂石，阻滞胆腑；或蛔虫循经入胆，阻碍胆腑气机，胆失通降化火。诸因均可导致胆腑通降失司，气机不畅，郁而化火，不通而痛。

本病以实证为主，小儿之病传变迅速，湿热蕴结不散，热甚可腐血成脓，进而热毒化火，火毒炽盛，可内攻营血，甚则可以出现内风扰动、阴伤阳脱之危候。

【临床诊断】

1. 诊断要点

（1）症状：以右上腹急性疼痛为主，常伴发热、恶心、呕吐等症。

（2）体征：查体可见右上腹压痛，同时伴有反跳痛、腹肌紧张，墨菲征阳性。

（3）实验室检查：可见血白细胞计数及中性粒细胞计数增高。

（4）超声检查：胆囊壁体积增大，胆囊壁水肿，胆囊壁增厚或毛糙。

2. 鉴别诊断

（1）胃、十二指肠溃疡穿孔：多数患者有溃疡病史；其腹痛程度较剧烈，呈连续的刀割样痛，有时可致患者于休克状态；腹肌强直显著，常呈“板样”，压痛、反跳痛明显；肠鸣音消失；腹部 X 线检查可发现膈下有游离气体。

（2）急性胰腺炎：腹痛多位于上腹正中或偏左，体征不如急性胆囊炎明显，墨菲征阴性；血胰酶显著升高；B 超显示胰腺肿大，边界不清等；无急性胆囊炎征象。

【辨证论治】

1. 辨证要点

（1）辨邪气性质：右上腹疼痛呈走窜样或游走性，时发时止，为气滞；疼痛固定，刺痛样，夜间重，舌暗或见瘀点瘀斑，为瘀血；疼痛剧烈，高热，伴面红目赤、口渴者，为热毒；右胁肋胀痛，口苦，身目发黄，为湿热。

（2）辨常证：肝胆湿热证以胁脘疼痛拒按，发热，精神不振，口苦咽干，恶心呕吐，甚至面目发黄，小便黄短，脉滑数为特征。肝胆毒热证以胁腹剧痛，持续不解，腹肌紧张，壮热不退，精神萎靡，甚或面目全身发黄为特征。腑实证以胁肋、脘腹剧痛，腹肌强直，持续高热，恶心呕吐，呻吟，或谵语，大便不通，或下利清水，色纯青，气味臭秽为特征。

（3）辨变证：病程中因热毒炽盛，出现嗜睡、谵语，甚或神昏抽搐，为邪陷厥阴；若突然面色苍白，大汗淋漓，四肢厥冷，脉微欲绝，为阴阳离决。

2. 治疗原则

本病以祛邪泻实为治疗法则，治在少阳肝胆、涉于阳明胃肠，着眼于清利、解毒、通下。湿热证以清泄湿热、疏利肝胆为主；毒热证以泻火解毒、通腑泄热为要；腑实证以泻里攻下为重。同时，临床应根据证候变化，采用息风镇惊、缓急止痛、活血化瘀、益气养阴、扶正固脱等不同治法。

3. 证治分类

（1）肝胆湿热

证候　胁脘疼痛拒按，发热，困倦乏力，口苦咽干，恶心呕吐，纳呆，大便干结或黏腻，甚则面目发黄，小便黄短，舌质红，苔黄腻，脉滑数。

辨证　本证由于湿热内蕴，循经流注于肝胆，疏泄不利，胆腑通利失常而发。以右胁腹疼痛、拒按、发热口苦、困倦溲黄等症为辨证要点。

治法　清泄湿热，疏肝利胆。

方药　大柴胡汤合茵陈蒿汤加减。常用柴胡、茵陈、栀子、金钱草清利肝胆湿热；黄芩、金银花、连翘泻火解毒；枳实、大黄（后下）泻下通里。

大便黏腻、溏泻者，去大黄，加车前子、泽泻清热利湿；腹痛甚者，加白芍、延胡索缓急止痛；呕吐甚者，加姜半夏、姜竹茹清胃止呕；热甚津伤，苔黄燥者，加生地黄、麦冬、石斛以清热生津；蛔虫梗阻者，加川椒、乌梅、槟榔、苦楝皮安蛔驱虫；胆内见砂石者，加海金沙、鸡内金消石散结。

（2）胆腑毒热

证候 胁腹剧痛，持续不解，腹肌稍紧张，压痛拒按，或可在右胁下扪及胆囊肿大，持续高热，精神萎靡，唇口干燥，或面目发黄，大便燥结，小便短赤，舌红绛，苔黄燥，脉滑实。甚或神昏、抽搐，皮肤瘀斑；或突然面色苍白，四肢厥冷，脉微欲绝。

辨证 本证常由肝胆湿热证不解，病情进展，热毒蕴结于胆腑，火热腐血而为脓毒，毒热窜入营血，并殃及周围脏腑。以胁腹剧痛不解，腹肌稍紧张，持续高热，精神萎靡，便结溲黄，舌红绛等热毒炽盛证候为辨证要点。

治法 泻火解毒，通腑泄热。

方药 黄连解毒汤合茵陈蒿汤加减。常用黄连、黄芩、栀子清热泻火解毒；大黄（后下）、芒硝（冲服）通腑泄热、釜底抽薪；茵陈、柴胡清利肝胆；金银花、连翘、生地黄清热解毒凉血。

高热昏迷、惊厥者，加服安宫牛黄丸或紫雪；热入营血，皮肤瘀斑者，加水牛角、丹参、赤芍清营凉血。津液干涸，阴损阳伤者，用参麦注射液静脉滴注；阳气衰脱者，用参附注射液静脉滴注。但两种注射液对新生儿、婴幼儿均禁用。

（3）阳明腑实

证候 胁肋、脘腹剧痛，持续不解，腹肌强直，腹胀，持续高热，恶心呕吐，纳食不下，呻吟或谵语，大便不通，或下利清水、色纯青、气味臭秽，小便短赤，舌质红绛，苔黄燥、灰黑，脉滑实。

辨证 本证常由毒热证发展而来，热毒炽盛，壅结于肝胆、胃肠，热毒与大肠糟粕搏结，气机升降失司。以胁肋、脘腹剧痛，持续高热，腹肌强直，腹胀，纳食不下，恶心呕吐，大便不通，或下利清水臭秽为辨证要点。

治法 通里攻下，清泻腑实。

方药 大承气汤。常重用大黄（后下）荡涤肠胃、推陈出新；芒硝（冲服）泻热通便、润燥软坚；枳实、厚朴破气消积散痞。

本证为急重症，急以攻下泄热，釜底抽薪，使毒热从大便而解。腑气通畅，病情得缓后，再予随证施治。

【其他疗法】

1. 中药成药

（1）消炎利胆片：每片 0.25g。每服＜3岁2片、3～6岁3片、＞6岁4～6片，1日3次。用于肝胆湿热证。

（2）清肝利胆口服液：每支 10mL。每服＜3岁5mL，1日3次；3～6岁10mL，1日2次；＞6岁10mL，1日3次。用于肝胆湿热证。

（3）舒胆片：每片 1.25g。每服＜3岁2片、3～6岁3片、＞6岁4～6片，1日3次。用于肝胆湿热证、胆腑毒热证。

2. 针灸疗法

（1）体针：主穴：阳陵泉、胆囊穴、足三里、肩井、日月、丘墟、太冲、胆俞。加减：发热加曲池；呕吐加内关；疼痛加上脘、中脘；黄疸加至阳。针法：强刺激，1日2次，留针20～30分钟。

（2）耳穴压豆：取穴：神门、交感、胰胆、胆囊下、内分泌、皮质下。操作方法：常规消毒后，用胶布将王不留行籽固定于耳穴上，每日按压4～6遍。

3. 药物外治

（1）双柏散：用温开水调成糊状，敷于肝区，胶布固定。1日1次。用于各证。

（2）清热解毒散：用温开水调成糊状，敷于肝区，胶布固定。1日1次。用于各证。

4. 西医疗法

急性胆囊炎采用非手术疗法，包括解痉、镇痛及抗感染治疗。因多不能进食，故亦须静脉补液维持营养及水分。

胆汁性腹膜炎等严重并发症诊断后应尽早手术，解除胆道梗阻，降低胆道压力。手术方式可根据患儿一般情况及局部状况决定。

【防护康复】

1. 预防

（1）注意饮食有节，不过于饱食，勿食生冷油腻。

（2）适当多进果蔬，保持大便通畅。

（3）锻炼身体，增强体质，防止受凉感冒，减少疾病的发生，罹患温热病后要及时治疗，预防病及胆腑。

2. 调护

（1）一般患儿应进食低脂流质、半流质和易于消化的软食。

（2）持续高热、呕吐、不能进食的患儿，应予静脉补液，维持水、电解质及酸碱平衡。

（3）对呕吐频繁和腹胀明显的患儿，应及时插鼻胃管作胃肠减压。

（4）对严重患儿要密切观察病情，谨防变证出现，及时处理和救治。

3. 康复

（1）坚持治疗，彻底治愈疾病，以防迁延成慢性胆囊炎。

（2）清淡饮食，多饮水，避免湿热内生。

（3）注意起居有常，防止过劳，避免过度紧张，保持心情舒畅。

【审思心得】

1. 循经论理

急性胆囊炎是胆囊发生急性化学性和/或细菌性的炎症。发病多急骤，主要表现为上腹痛，初为上腹部剑突下阵发性疼痛，以后腹痛逐渐加重，可扩大至右上腹，呈持续性胀痛，大龄儿童可描述或询问出疼痛向右肩背部放射。细菌感染者常有高热、寒战。小儿急性胆囊炎发病率不高，临床易被忽略或误诊。急性胆囊炎反复发作、失治，可以转变成慢性胆囊炎。

急性胆囊炎为西医病名，根据本病的证候特征，可归属于胁痛、胆胀、黄疸、癖黄、结胸发黄、结胸热实等门类之中。如《灵枢·胀论》说："胆胀者，胁下胀痛，口中苦。"《灵枢·经脉》则说："胆足少阳之脉……是动则病口苦……心胁痛不能转侧。”《灵枢・邪气脏腑病形》还记载有：“胆病者……呕宿汁……其寒热者。”这些症状的描述与胆囊炎表现类似。古籍中对其病因病机和治疗论述亦较丰富，如《丹溪心法・胁痛七十一》就详细论述了本病的病机和治法。然胆腑疾病在小儿属少见病，古籍中关于小儿胁痛、胆病的专门记载较少。

急性胆囊炎的病因与胆囊管梗阻、细菌感染、严重创伤等有关。根据其临床表现，中医认为病因与感受外邪、饮食不节、蛔虫上扰、胆腑砂石、情志失调等有关。病位主要在胆腑，与肝、脾密切相关。肝主升，居胁下，司疏泄；胆主降，为中精之腑，以通为顺。胆腑受邪，胆气不降，则气机升降失调，气血阻滞，不通则痛，故右胁下剧痛、拒按、有压痛。热毒蕴结胆腑及肝脏，风火相扇，邪毒炽盛，耗气伤阴，则见发热、口苦、口渴、便结溲黄等里热诸症；胆汁外溢则见黄疸；湿热留恋胆腑、横逆阳明，与大肠糟粕相结，则成阳明腑实之证。其他如饮食不节、寒温失调、蛔虫上扰等因素，影响肝之疏泄及胆腑“中清不浊”“通降下行”的功能，形成“热气相搏，郁蒸不散”之势，亦可导致急性发病。

2. 证治有道

急性胆囊炎的治疗，根据胆气主降，六腑泻而不藏的生理特点，针对其病机，以祛邪泻实为法则，用清利湿热、清热解毒、疏肝利胆、通里攻下等为主要治法。同时，临床应根据病情变化，随证灵活加减。若出现变证，又当急以息风镇惊，或回阳固脱。

急性胆囊炎之肝胆湿热证，临床常表现为胁脘疼痛拒按，发热，困倦乏力，口苦咽干，恶心呕吐，纳呆，大便干结或黏腻，甚则面目发黄，小便黄短，舌质红，苔黄腻，脉滑数。此证小儿较多见，常继发于温热病过程中，若肝胆素亏，湿热循经流注于胆腑，胆气不降，肝胆疏泄不利。临床出现右胁腹疼痛、恶心呕吐等症，结合体格检查和肝胆彩超检查可确诊。针对其病机，可以确立清泄湿热、疏肝利胆为治法，方选大柴胡汤加减，若肝胆湿热重兼黄疸者，可合茵陈蒿汤加减。大柴胡汤出自《伤寒论》，为表里双解之方剂，具有和解少阳，内泻热结之功效。主治少阳阳明合病，症见：往来寒热，胸胁苦满，呕不止，郁郁微烦，心下痞硬，或心下满痛，大便不解，或协热下利，舌苔黄，脉弦数。现代常用于治疗急性胆囊炎、急性胰腺炎、胃十二指肠溃疡等病见上述症状者。方中重用柴胡为君药疏肝清热，配清热泻火之黄芩为臣药，一散一清共奏和解清热，除少阳之邪功效；大黄、枳实以行气消痞，泻阳明热结，通降腑气共为臣药。芍药柔肝缓急止痛，半夏、生姜和胃降逆，通降腑气，为佐药。大枣、生姜和营卫、调脾胃为佐使。发热重、小便黄短者，加金钱草、滑石、茵陈以清热利湿；急躁易怒、面红唇干者，加栀子、淡豆豉以清热除烦。临证还应根据原发病的不同而兼治之。

门诊就诊见反复上腹痛、纳呆、易恶心呕吐，经肝胆彩超检查发现胆囊壁粗糙的胆囊炎轻症者，多无发热、面目发黄等热毒证候，辨证属肝胆气滞或肝脾不和，常予疏肝理气，或合理脾之法，方选四逆散加减。药用柴胡入肝胆，疏肝理气、行气解郁；白芍敛阴养血柔肝，合甘草又可缓急止痛；枳实理气消痞，与白芍相配，又能理气和血；甘草调和诸药。湿热重兼见黄疸者加入茵陈、郁金、黄芩清肝利胆；虎杖、金银花、金钱草清热解毒。余视病情兼夹而随证加减。

急性胆囊炎之胆腑毒热证，常由湿热证发展而来，毒热蕴结胆腑，内窜营血，横逆阳明，见胁腹疼痛剧烈，持续不解，腹肌稍紧张，高热不退，精神萎靡，或面目发黄等毒热炽盛症状。若治不及时，可出现内陷厥阴、内闭外脱、阴阳离决之危候。治疗当乘正气尚未大亏之时，急以泻火解毒、通腑泄热为治法，黄连解毒汤合茵陈蒿汤加减。常用黄连、黄芩、栀子清热泻火解毒；大黄（后下）、芒硝（冲服）通腑泄热、釜底抽薪；茵陈、柴胡清利肝胆；金银花、连翘、生地黄清热解毒凉血。需密切注意病情变化，若出现变证，应及时处治。出现高热昏迷、惊厥者，加服安宫牛黄丸或紫雪；热入营血，皮肤瘀斑者，加水牛角、丹参、赤芍清营凉血消斑。津液干涸，阴损阳伤者，用生脉注射液静脉滴注；阳气衰脱者，用参附注射液静脉滴注。病至此时，病情危重，应中西医结合治疗抢救。

急性胆囊炎之阳明腑实证，可见于西医学的急性胆囊炎合并腹膜炎。中医病机认为热毒炽盛，壅结于肝胆、胃肠，热毒与大肠糟粕相结，气机升降失司。治疗当以急下攻里，去除燥屎热结，恢复气机升降之机，方用大承气汤以荡涤肠胃，推陈出新，釜底抽薪。病至此时，证情已重，需给予中西医结合治疗以救治。

中药外治法对本病有较好的辅助治疗作用，如使用中药外敷右胁肋胆囊区有助于病情缓解。多采用清热解毒、活血化瘀、消肿散结之类中药，如双柏散、清热解毒散、大青膏等。药物可以通过透皮吸收，达于病所而发挥作用。

儿童胆囊炎临床相对少见，发病之初常被忽略或误诊，待症状和体征典型时再确诊往往病情已重。临证时需有儿童亦可患急性胆囊炎的意识，接诊上腹痛儿童，特别是右上腹痛为主时，要提高警惕，仔细腹部体格检查，墨菲征阳性时，结合肝胆彩超，常可以早期诊断，不至于延误治疗。

第十章

肝豆状核变性

【概述】

肝豆状核变性是一种常染色体隐性遗传的铜代谢障碍性疾病，临床以进行性加剧的肢体震颤、肌强直、发音困难、精神症状、肝硬化及角膜色素环等为主要表现。肝损害比较突出是本病在儿童期发病的特点。小儿发病常以黄疸、肝脾肿大、食欲不振等肝系症状为主诉，或伴震颤、吐涎、言语不清等神经症状。年长儿亦可以神经症状起病。

本病全球发病率 1/(3～10)万，致病基因携带者约为 1/90。本病在中国较多见。起病年龄最小为 3 岁，最大的可以在 50 岁以后才发病，但至 40 岁时 95% 的病人已出现症状。学龄期至青少年期阶段发病者最多，男性比女性稍多。本病特点为铜沉着在肝、脑、肾和角膜等组织，由此引起一系列的症状。因而治疗用促进铜排泄的药物排除体内过量的铜，避免铜在体内继续累积。一般在尚未出现症状时即开始治疗可不发病。早期肝、脑、肾损害较轻者用药后症状消失，坚持用药可不再出现症状；若不治疗则在数年内逐渐恶化；晚期病例疗效差，预后不良。

本病临床表现复杂多样，根据其主要症状的不同，可归属于不同病名。黄疸、肝脾肿大者，可归属于“黄疸”“积聚”范畴；以肢体震颤、肌强直为主者，可归属于“慢惊风”“颤证”等范畴；以急躁易怒、抑郁、妄想等精神异常为主者，归属于“癫狂”“郁证”等范畴。

20 世纪 80 年代始有文献报告中医药治疗本病个案经验，此后中医药对本病的研究逐渐深入。有学者对此进行了 30 多年的研究，通过大量的临床和基础研究证实，中医药治疗肝豆状核变性，相对于单独使用西药排铜，具有更好的排铜效果，且可减轻排铜药物的毒副作用，同时在治疗过程中逐步总结了本病的中医病因病机及发生发展变化规律。

【病因病机】

结合现代西医学认识，本病发病主要责之先天禀赋不足，后天摄养不当，导致肝肾亏虚、铜毒内聚而发病。治不及时得法又导致湿热蕴结，痰瘀阻滞，后期表现多为虚实夹杂。

1. 湿热内蕴

铜毒积聚，肝失疏泄，气机失调，郁而化火，脾失健运，酿生湿热。以致患儿胁腹胀痛、口苦、急躁易怒、纳呆呕恶，甚至身目发黄、肝脏肿大。严重者湿热蕴毒化火，内扰神明，可在四肢抽搐、肌肉僵直基础上，出现哭闹不休、狂躁不宁、幻觉妄想、自伤伤人等症。

2. 痰湿阻络

先天肾气不足，肾水不能滋养肝木，肝脾不和，加之小儿脾常不足，脾失健运，不能运化水湿，内生痰浊，痰湿阻络，经脉不利，肌肉僵直，行动困难，或见面具样表情；痰阻络脉，上扰于舌，则言语不清，张口流涎。甚则痰浊蒙窍生风，出现阵挛抽搐。

3. 气滞血瘀

禀赋不足，肝经气机不利，肝气郁结，气滞血瘀而成积聚。《景岳全书·杂证谟·积聚》指出："积聚之病，凡饮食、血气、风寒之属，皆能致之。"并指出聚证以气机阻滞为主，积证以瘀血壅滞为要。气滞日久，可致血瘀而成有形之积，有形之血瘀亦必阻滞气机，气滞血瘀，经脉阻塞，积为痞块，小腹胀痛，肝脾肿大，面色晦暗。若气血阻滞胆道，胆汁外溢，则见黄疸。积聚日久，气血壅滞更甚，脾失健运，肾失开阖，气、血、水瘀积腹内，以致腹部逐渐胀大而为臌胀。

4. 土虚木亢

肝失疏泄，横逆犯脾，脾失健运，水湿停留，进而壅塞气机，水湿气血停瘀蕴结，病延日久，积聚不散，愈伤脾胃，土虚木贼，肝亢生风，除见肝脾肿大、黄疸、腹水症状外，还可出现手足震颤、搐搦无力等慢惊之候。若病情进一步发展，损及肾脏，脾肾阳衰，则致慢脾风，预后不良。

5. 阴虚风动

禀赋不足，元阴亏乏，水不涵木，肝失濡养。肝属木，木失滋养，则肝血不足，筋无所养，虚风暗动，筋脉牵引挛急，震颤语艰，即所谓"水不涵木，阴虚风动"的慢惊之证。

【临床诊断】

1. 诊断要点

（1）病史：父母为近亲婚配、直系亲属中有本病时对诊断有帮助。

（2）临床表现：发病缓慢，病变迅速，临床可表现下述一方面或几方面的症状，因而对于任何原因不明的肝病、锥体外系或其他神经症状、溶血性贫血、肾小管功能不全及代谢性骨病，都应考虑本病的可能。

1）肝脏症状：多见于起病年龄较小者，如食欲不振、疲乏、黄疸、肝脾肿大、肝有压痛、腹水等。儿童肝脏型患者主要表现为肝脏损害，包括持续性转氨酶升高、急性或慢性肝炎、肝硬化、爆发性肝功能衰竭等。

2）神经症状：多见于年龄较大的小儿，如肢体震颤，吃饭、写字等精细动作困难，语言不清，肌张力障碍；或有手足徐动；锥体束征及情感不稳，注意力不集中，行为异常等；偶有惊厥。

3）角膜 K-F 环：又称角膜色素环，即角膜边缘有棕灰色或棕绿色的色素环，必要时需用裂隙灯检查，阳性者可确诊。

4）溶血性贫血。

5）肾脏症状：如尿中氨基酸、糖、尿酸、钙、磷及蛋白增加，比重低，或有肾小管性酸中毒，偶见血尿。

6）骨骼改变：下肢交叉如“X”形或“O”型腿，关节痛和自发性骨折等。

（3）实验室检查

1）血清铜蓝蛋白减低：正常小儿铜蓝蛋白为 200 ～ 400mg/L。血清铜氧化酶活性也可代表铜蓝蛋白的含量。

2）尿铜增加：正常小儿＜ 40μg/d，病人＞ 100μg/d。

3）血铜减低或正常：正常小儿血铜 11 ～ 24μmol/L（火焰分光光度法）。

4）必要时可考虑作肝穿刺肝铜定量或 ^{64}Cu 定量。

2. 鉴别诊断

（1）急慢性肝炎：两者均见肝功能异常、肝大，急慢性肝炎多由病毒感染引起，病原学检查常能发现病原体，铜代谢相关检查正常。

（2）小舞蹈病：亦多见于儿童，表现为不自主、无规律的急速舞蹈动作，肌张力降低和精神障碍，与肝豆状核变性病脑损伤表现有类似之处。小舞蹈病有风湿热或链球菌感染史，合并其他风湿热表现及自限性病程，铜代谢正常，可以鉴别。

【辨证论治】

1. 辨证要点

（1）辨虚实偏重：肝豆状核变性的临床表现复杂多样，而以肝病症状及神经系统表现为主。其病机演变有实有虚，总以虚为基础。一般来说，起病急重者以实证居多，病程迁延，反复不愈者多为虚证或虚中夹实之证。就肝病症状而言，病初起时即可突见肝脏肿大、硬化、腹水、全身黄疸、纳呆溲赤、脉弦，属实证；经治好转，黄疸消退而肝大无变化，纳呆，神疲乏力，易患上呼吸道感染，脉软，出现肺、脾气虚症状；若病情进一步发展，又可损及脾肾，出现脾肾虚证。就神经系统症状而言，其震颤乏力、神倦语艰、舌绛苔少、脉气虚弱者为虚证；肌肉僵直、行动困难、张嘴流涎、面具样表情，或见脑水肿者，多为实证或虚中夹实证。

（2）辨痰湿、瘀滞、肝风：肝豆状核变性的病理因素主要有痰湿、瘀滞、肝风三个方面。无论气滞血瘀、痰湿阻络，或土虚木亢、阴虚风动均可引起本病。因瘀滞者，多以肝病症状为主，如肝脾肿大、胁肋胀痛等，还可出现皮肤黧黑、肌肤瘀斑、舌紫脉涩等瘀血为患的症状；因痰湿者，常表现神经系统症状，如肌肉僵直、张嘴流涎等。以上两种情况多以实证为主。肝风证常以虚证居多，或见虚实夹杂之证，临床总以搐搦、震颤为主要表现。其中，土虚木亢者尚见面黄神疲、纳差便溏，或胁下痞块、腹大胀满、舌淡脉弱等脾气虚弱证候；阴虚风动者可见虚烦疲惫、面色潮红、低热起伏、手足心热、舌绛少苔等阴虚内热之象。

2. 治疗原则

肝豆状核变性的治疗，以滋肝肾、息内风为基本治则。临床根据证候虚实及痰湿、瘀滞、肝风等病理因素，又可采用活血化瘀、化痰通络、健脾祛湿、扶土抑木、养血荣筋、柔肝息风等多种治疗方法。

3. 证治分类

（1）湿热内蕴

证候　胸胁胀痛，口苦流涎，头身困重，纳呆呕恶，烦躁易怒，或身目发黄，身热不扬，腹胀腿肿，小便黄短，大便秘结或稀溏，舌质红，苔黄腻，脉滑数。

辨证　本证由禀赋不足，肝失疏泄，铜毒积聚，脾失健运，生湿化热而致。以胸胁胀痛、口苦流涎、纳呆呕恶、溲黄、苔黄腻为辨证要点。

治法　清热化湿，利胆泄浊。

方药　茵陈蒿汤加减。常用茵陈清热利胆祛湿；大黄泻热泄浊；栀子清利三焦湿热；萆薢、半枝莲清热利湿辟浊；姜竹茹、法半夏清胃降逆止呕。

大便稀溏者，去大黄，加金钱草清热利湿；火热毒盛，肢体抽搐者，加钩藤、天麻息风止痉；狂躁不安者，加栀子、龙骨泻火宁神。

（2）痰湿阻络

证候　言语不清，张口流涎，表情呆板，咯痰脘痞，纳呆呕恶，饮水或进食时易呛，关节屈伸不利，动作迟缓笨拙，肢体困重麻木，肌肉僵直，甚则成为固定的奇特姿势，或见阵挛抽搐。舌质淡，苔白腻，脉弦滑。

辨证　本证多见于儿童及青少年，禀赋不足，铜毒损伤肝脾，脾失健运，痰浊内生，上扰清窍，流注关节肢体，肝失疏泄，肝风内生。以言语不清、表情呆板、流涎、咯痰、关节肢体不利等症为辨证要点。

治法　祛湿涤痰，通络利脉。

方药　涤痰汤加减。常用半夏、胆南星燥湿涤痰；石菖蒲、郁金豁痰开窍；陈皮、枳壳、茯苓理气和中化湿；竹茹清心化痰；牛膝、木瓜祛风湿，通经络。

腹胀便秘者，加厚朴、大黄下气通便；阵挛抽搐者，加天麻、钩藤息风止痉。湿郁化热，湿热蕴蒸者，可用验方肝豆汤（大黄、黄连、黄芩、鱼腥草、半枝莲、泽泻）为主治疗。

（3）土虚木亢

证候　形神疲惫，面色萎黄，食欲不振，胸胁胀满，胁下痞块，呕恶纳呆，腹中肠鸣，急躁易怒，口苦嗳气，或腹大胀满，按之如囊裹水，四肢不温，大便溏薄。并见震颤、流涎、言语不清，或动作笨拙，肢体强直。舌质淡，苔白腻，脉弦或滑。

辨证 本证由铜毒伤脾，脾失运化，气血化源不足，痰浊内生，脾虚肝亢，肝气犯脾，土虚木摇而生风。以面色萎黄、纳呆、肠鸣、嗳气、急躁易怒，伴见震颤、言语不清等脾虚肝亢症状为辨证要点。

治法 健脾柔肝，扶土抑木。

方药 逍遥散、缓肝理脾汤加减。常用党参、茯苓、白术、扁豆健脾益气助运；白芍、柴胡、枳壳疏肝理气；甘草调和诸药。

痞块明显者，加桃仁、红花、丹参活血化瘀；腹水显著者，加车前子（包煎）、牛膝或配合济生肾气丸加减以温阳利水；搐搦较甚者，加天麻、钩藤息风止痉。

（4）阴虚风动

证候 虚烦疲惫，情感不稳，或行为异常，面色潮红，低热起伏，手足心热，肢体震颤，吃饭、写字等精细动作困难，言语不清，构音障碍，大便干结，舌光无苔，质绛少津，脉细数。

辨证 本证由元阴虚亏，肝肾之阴血不足，阴虚风动而起。以虚烦潮热、舌绛少苔、震颤、搐搦等症为辨证要点。西医学所说的假性硬化型多属此证。

治法 滋水涵木，育阴息风。

方药 大定风珠加减。常用白芍、鸡子黄（冲服）、阿胶（烊化）、熟地黄、麦冬滋补阴血，养阴清热；枸杞子滋补肝肾；天麻、钩藤息风止痉；石菖蒲豁痰开窍；鸡血藤和血通络。

潮热者，加青蒿、地骨皮、银柴胡退虚热；口干欲饮者，加西洋参（另煎）、石斛、玉竹清热生津止渴；大便秘结者，加生大黄（后下）通便泻热。龟甲、鳖甲、牡蛎、珍珠母等滋阴息风药物含铜量较高，本病宜慎用。

（5）气滞血瘀

证候 面色晦暗，胁肋下有积聚痞块，固定不移，腹胀腹痛，甚则肚腹膨胀，腹壁青脉怒张，抑郁易怒，或鼻衄瘀斑，或见肌肤黧黑、言语不清、肢体震颤等，舌质紫暗，或见瘀点瘀斑，苔薄黄，脉弦涩。

辨证 本证多见于起病年龄较小者，由于禀赋不足，铜毒久积损伤气血，气滞血瘀，瘀血积聚于胁肋而起。以胁肋胀痛、胁肋下有积聚痞块，固定不移，面色晦暗等气滞血瘀症状为辨证要点。

治法　理气活血，祛瘀消积。

方药　金铃子散合失笑散加减。常用川楝子、延胡索行气止痛；五灵脂、蒲黄、丹参、郁金活血化瘀；陈皮、柴胡疏肝理气；甘草调和诸药。

痞块质硬者，加三棱、莪术、穿山甲活血化瘀、软坚散结；大便秘结者，加大黄、瓜蒌子、莱菔子润肠通便；神疲、气短、纳呆者，加黄芪、党参、白术以健脾益气。伴有腹水者，合济生肾气丸加减。若肌肤黧黑，震颤不已，积聚不著者，可用桃红四物汤为主和血通络。

【其他疗法】

1. 针灸疗法

（1）体针：风池、太冲、神门、三阴交、血海、肝俞、肾俞等。随证选穴组方，针刺治疗。

（2）头针：运动区。

（3）耳针：肝、肾、命门、神门及运动。

2. 推拿疗法

理阴阳，调气血，随证取穴，按揉并施。

3. 西医疗法

（1）促进铜排泄：主要使用青霉胺，从小剂量开始，逐步增加，最大剂量为20mg/（kg·d），1日分2～3次，饭前半小时口服。首次服用前应进行青霉素皮内试验，阴性才能使用，阳性者酌情脱敏试验后服用。青霉胺可引起维生素B_6缺乏，应补充维生素$B_6$10～20mg，1日3次。服用青霉胺期间应定期检查血、尿常规和24小时尿铜等的变化。

（2）减少铜吸收：常用锌制剂，服后大便排铜增加，减少体内铜的蓄积。常用制剂为硫酸锌，儿童用量为每次0.1～0.2g，1日2～3次，口服。年长儿可增至每次0.3g，1日3次。服药后1小时内禁食，以免影响锌的吸收。重症患者不宜首选锌制剂。青霉胺与锌盐联合治疗可减少青霉胺的用量。轻症者单用锌盐也可改善症状。两药合用时最好间隔2～3小时，以免影响疗效。

（3）低铜饮食：避免食用含铜量高的食物，如肝、贝壳类、蘑菇、蚕豆、豌豆、玉米和巧克力等。

【防护康复】

1. 预防

（1）对于本病患者的同胞（尤其是弟、妹）、父母及近亲，应尽可能作筛选检查，可发现症状很轻或疾病前期的病例，以及能检出杂合子，对早期诊断、治疗有一定意义。

（2）对确诊为肝豆状核变性的患者，应做婚检，做好产前检查，避免后代发病。

2. 调护

（1）限制铜的摄入量，少吃含铜量较多的食物如肝、硬壳果、蛤贝类、可可和蘑菇等。

（2）宜多食含铜量少的食物，如大米、面粉、牛奶、蛋类等。

（3）吞咽困难者，应予易消化的半流质和流质饮食。

（4）对排尿困难、抽搐、四肢强直、生活不能自理的患儿，要注意保持其皮肤清洁、干燥。

3. 康复

（1）坚持系统治疗，以防病情反复。

（2）个性化治疗，避免不必要治疗更换药物，影响疗效。

（3）注意饮食，劳逸结合，避免过于劳累。

【审思心得】

1. 循经论理

肝豆状核变性是一种常染色体隐性遗传的铜代谢障碍性疾病，病理改变以肝功能损害和基底节变性为主，临床以进行性加重的锥体外系症状（肢体震颤、肌强直，发音困难）、肝硬化、肾功能损害、精神症状及角膜色素环（K-F 环）为主要表现。由 Wilson 在 1912 年首先描述，故又称为 Wilson Disease（WD）。本病在中国较多见。好发于青少年，男性比女性稍多，如不恰当治疗将会致残甚至死亡。目前其缺陷基因已找出，其基因克隆定位于染色体 13q14.3，致病基因为 ATP7B 的突变。本病在儿童期发病早期的特点主要是肝损害，常以黄疸、肝脾肿大、食欲不振等肝系症状为主诉，或伴震颤、吐涎、言语不清等神经症状。年长儿亦可以神经症状起病。本病也是至今少数几种可治的神经遗传病之一，关键是早发现、早诊断、早治疗。

肝豆状核变性是西医病名，根据其肝脾肿大、震颤、语言困难三大主症，可归属于中医学积聚、慢惊风、颤证等范畴。临床多从湿热、痰湿、瘀滞、肝风等认识其病理机制。

本病属遗传性疾病，发病及其临床表现有其特殊性。分析本病病因，主要责之先天禀赋不足（基因缺陷），病位主要在肝，与脾肾关系密切。肝与胆相表里，主疏泄，若功能失司，则肝失疏泄，胆贮藏、排泄精汁功能障碍，浊物（铜）停滞于肝胆而为铜毒，铜毒又可进一步影响肝胆正常功能。脾主运化，其功能正常又赖于肝之疏泄功能正常，肝失疏泄，气机失调，则脾失健运，痰湿内生，久蕴化热，湿热阻滞中焦。肝失疏泄，肝气郁结，郁而化火，暗耗肝阴，肝筋失养则肝风内动。肝气郁结，气滞而血行不畅，瘀血内生，气滞血瘀日久，与痰浊搏结，积聚于胁下则成痞块。痰浊、铜毒随肝风上犯清窍，清窍失养而现头晕、神思不明诸症。病久失治，脾气亏虚，后天生化之源不足，诸脏失养，肾精亏虚，生髓不足，可导致髓海空虚。综上所述，本病的病因病机是：患儿先天禀赋不足，肝胆功能失司（铜代谢障碍），浊物（铜毒）停滞于肝胆，日久损伤肝脾肾等脏，耗伤气血阴阳，痰浊、湿热、瘀血、内风等浊邪内生而为患。

2. 证治有道

针对肝豆状核变性的病因病机，治疗当调整脏腑功能，调和气血，祛除浊邪（痰、热、瘀、风等），以期气血调和，气机流畅，祛邪而恢复正气。同时，结合西医学认识，本病患儿需要减少铜的摄入，增加铜的排泄，中药配合西药排铜，还可以减轻西药的副作用。

本病临床表现以肝脏损害最常见，且常因肝脏损害诊查而确诊，多见胁腹胀痛、口苦、急躁易怒、疲倦、纳呆呕恶，严重者见身目发黄、肝大等症。中医辨证属湿热蕴阻。病为先天禀赋不足，铜毒积聚于肝，肝失疏泄，肝气犯脾，脾失健运，痰湿内生，久蕴化热，湿热熏蒸肝胆而致，肝郁日久，气血运行不畅，气滞血瘀，又可与痰浊搏结，积聚于肝而见肝大。针对其病因病机，治疗以清热利湿，利胆祛浊为法，方用茵陈蒿汤加减。常用茵陈清热利胆祛湿；大黄泄热排浊；栀子清利三焦湿热。茵陈、大黄、栀子三药现代药理研究均有促进胆汁分泌和排泄作用，有利于铜毒的排出，大黄通下作用还能保持大便通畅，减少铜的吸收。萆薢、半枝莲清热利湿，通淋化浊；姜竹茹、法半夏清胃降逆止呕。本病症状复杂多样，临证根据伴随症状分析其病机，详察兼证，随证加减。肢体抖动者，为夹有肝风，加钩藤、白芍平肝息风；胁下痞块、舌暗或见瘀点瘀斑者，为里有瘀血，加丹参、三棱、莪术、当归活血化瘀、散结消痞；表情呆滞、性情异常、反应迟钝、哭笑无常者，加郁金、柴胡、香附、白芍、石菖蒲疏肝解郁、豁痰开窍；神疲气短、面色不华者，加太子参、白术、山药健脾益气。

以精神症状首发的肝豆状核变性在儿童居第二位，常见言语不利、运动障碍、智力减退、震颤、不自主动作等症状。中医辨证属肝肾亏虚为主，因禀赋不足，肝失疏泄，铜毒内蕴，耗伤肝阴，肝筋失养，肝风内动，肝气犯脾，脾失健运，痰浊内生，痰浊又随肝风上扰清窍，久病及肾，肾精亏虚，生髓不足，髓海不充，智能不敏。以肝肾亏虚为本，痰浊肝风为标。针对其病机，治疗以滋补肝肾，息风豁痰开窍为法。肝肾亏虚为主者，常用大定风珠加减，药用白芍、鸡子黄（冲服）、阿胶（烊化）、生地黄、麦冬滋补阴血、养阴清热；枸杞子滋补肝肾；天麻、钩藤息风止痉；石菖蒲豁痰开窍；鸡血藤和血通络。痰浊内盛阻络为主者，以涤痰汤加减，常用半夏、胆南星燥湿涤痰；石菖蒲、郁金豁痰开窍；陈皮、枳壳、茯苓理气和中化湿；竹茹清心化痰；怀牛膝、木瓜祛风湿、通经络。根据其他兼夹证的有无和轻重，随证加减用药。

本病由于铜毒久蕴而发，治疗早期邪实常较著，如痰浊、肝郁、湿热、瘀血等，随着中药祛邪治疗，往往邪气渐衰，而正虚之象显露，临证宜审视邪正进退而处治，不可一味祛邪解毒，需时时顾护正气。

有学者从治疗肝豆状核变性经验中药入手研究，用实验方法发现五倍子、石榴皮、玫瑰花、月季花、丁香、黄芩等中药对铜离子有较强的络合能力。在辨证治疗的基础上，辨病配伍使用此类药物，可能有利于体内铜的排泄。另外，现代研究中药中含铜较高的有全蝎、蜈蚣、僵蚕、地龙等虫类药，这些药在平肝息风时常被应用，但对于本病应当避免使用。

第十一章 眩晕

【概述】

眩晕是由于情志失调、饮食内伤、体虚久病、失血劳倦及外伤、手术等病因，引起风、火、痰、瘀上扰清窍，或精血亏虚，清窍失养而致病，以头晕、眼花为主要临床表现的一类病证。眩是指眼花或眼前发黑，晕是指头晕，或感觉自身和/或外界景物旋转。二者常同时并见，故统称为"眩晕"。轻者闭目即止，重者如坐车船、旋转不定、不能站立，或伴有恶心、呕吐、汗出，甚则昏倒等症状。中医古籍又有将眩晕称之为"头眩""眩冒""旋运""头面风"等。

古籍有关眩晕的记载较多。《黄帝内经》最早提出了眩晕的发病机制，《素问·至真要大论》谓："诸风掉眩，皆属于肝。"至今用于指导临床。《灵枢·海论》云："髓海不足，则脑转耳鸣，胫酸眩冒。"称本病为眩冒，并指出髓海不足可致此病。《金匮要略·痰饮咳嗽病脉证并治》说："心下有支饮，其人苦冒眩，泽泻汤主之。"指出痰饮是眩晕的重要致病因素之一，并给出治疗方药。眩晕的病名最早见于《三因极一病证方论·眩晕证治》，谓："方书所谓头面风者，即眩晕是也。"《丹溪心法·头眩》中则强调"无痰则不作眩"，认为头眩者必有痰饮。《景岳全书·眩运》则强调"无虚不能作眩。"古籍中关于儿童眩晕的专论不多，《小儿推拿广意·痫症门》中记载有癫痫病发作时可有眩晕症状，云："盖小儿神气尚弱，惊则神不守舍，舍空则痰涎归之而昏乱，旋晕颠倒。"

现代认为眩晕是因机体对空间定位障碍而产生的一种动性或位置性错觉，它涉及多个学科。可分为真性眩晕和假性眩晕。真性眩晕是由眼、本体觉或前庭系统疾病引起的，有明显的外物或自身旋转感。假性眩晕多由全身系统性疾病引起，如心血管疾病、脑血管疾病、贫血、尿毒症、药物中毒、内分泌疾病及神经官能症等几乎都有轻重不等的头晕症状，患者感觉"飘飘荡荡"，没有明确转动感。

本章主要讨论由内伤引起的眩晕，外感疾病引起的眩晕则另当别论。西医学中的高血压、低血压、低血糖、贫血、梅尼埃病、椎－基底动脉供血不足等疾病，临床表现以眩晕为主要症状者，可参照本节辨证论治。

【病因病机】

本病病位在清窍，由气血亏虚、肾精不足致脑髓空虚，清窍失养，或肝阳上亢、痰火上逆、瘀血阻窍或扰动清窍发生眩晕，与肝、脾、肾三脏关系密切。

1. 痰浊蒙窍

嗜食肥甘厚腻，饥饱劳倦，损伤脾胃，健运失司，以致水谷不化精微，聚湿生痰，或肺气失调，水停为痰为饮，或肾虚水泛，均可导致痰浊上蒙清窍引起眩晕。

2. 清窍失养

饮食不节，损伤脾胃，脾胃虚弱，气血生化无源，或者久病、大病耗伤，气血亏虚，清窍失养；久病及肾，肾精不充，髓海不足亦可作眩晕。

3. 风阳上扰

忧郁恼怒太过，肝失条达，肝气郁结，气郁化火，肝阴亏耗，或水不涵木，风阳易动，上扰头目，发为眩晕。

4. 瘀血阻窍

外伤、手术、头部外伤或手术后，或脏腑功能失调，气滞血瘀，痹阻清窍，发为眩晕。

【临床诊断】

1. 诊断要点

（1）头晕目眩，视物旋转，轻者闭目即止，重者难以自立，甚则仆倒。

（2）可伴有恶心呕吐、耳鸣、汗出、面色苍白等症。

（3）多慢性起病，反复发作，逐渐加重，也可见急性起病者。

（4）根据病情选择检查红细胞计数、血红蛋白、血糖，测量血压，心电图、颈椎 X 线摄片、头部 CT、头颅 MRI 等，可能有助于明确病因诊断。

2. 鉴别诊断

（1）厥证：厥证以突然昏仆，不省人事，四肢厥冷为特征，发作后可在短时间内苏醒，严重者可一厥不复而死亡。眩晕严重者也有欲仆或晕旋仆倒的表现，但眩晕病人不至于昏迷、不省人事。

（2）癫痫：癫痫以突然仆倒，昏不知人，口吐涎沫，两目上视，四肢抽搐，或口中作猪羊样叫声，移时苏醒，醒后一如常人为特点。眩晕甚者之仆倒与癫痫昏仆相似，发前多有眩晕、乏力、胸闷等先兆，发作日久常有神疲乏力、眩晕时作等症状，但无抽搐、两目上视等惊风证候。

（3）中风：中风以卒然昏仆，不省人事，口舌歪斜，半身不遂，失语；或不经昏仆，仅以半身不遂为特征。中风昏仆与眩晕之甚者相似，眩晕之甚者亦可仆倒，但无半身不遂及不省人事、口舌歪斜诸症。

【辨证论治】

1. 辨证要点

（1）辨脏腑：眩晕病位虽在脑窍，但与肝、脾、肾三脏功能失常关系密切。肝阴不足，肝郁化火，均可导致肝阳上亢，其眩晕兼见头胀痛、面潮红等症状。脾虚气血生化乏源，眩晕兼有纳呆、乏力、面色苍白等；脾失健运，痰湿中阻，眩晕兼见纳呆、呕恶、头重等；肾精不足之眩晕，多兼腰膝酸软、耳鸣，或生长发育落后、智能迟缓等。

（2）辨虚实：眩晕以虚证居多，常夹痰、夹火、夹瘀；一般新病多实，久病多虚；体壮者多实，体弱者多虚；呕恶、面赤、头胀痛者多实，体倦乏力、耳鸣者多虚；发作期多实，缓解期多虚。病久常虚实夹杂。

（3）辨标本：眩晕以肝肾阴虚、脾虚不运、气血不足为本，风、火、痰、瘀为标。肝肾阴虚多见咽干口燥，五心烦热，潮热盗汗，舌红少苔，脉弦细数；脾虚不运见食少纳呆，恶心呕吐，脘闷腹胀，困重多睡，舌质淡，苔白腻，脉滑；气血不足则见神疲倦怠，面色不华，爪甲不荣，舌淡嫩，脉细弱。标实又有风性主动、火性上炎、痰性黏滞、瘀性留着之不同，要注意辨别。

2. 治疗原则

眩晕的治疗原则是补虚而泻实，调整阴阳。虚证以肝肾不足、脾虚不运、气血亏虚居多。精虚者填精生髓、滋补肝肾；脾虚者健脾益气、助运化湿；气血虚者益气养血。实证则以潜阳、泻火、化痰、逐瘀为主要治法。

3. 证治分类

（1）痰蒙清窍

证候 眩晕，头重如蒙，或视物旋转，倦怠困乏，胸闷作恶，时吐痰涎，食少，多寐，舌淡胖，苔白腻，脉弦滑。

辨证 本证多由饮食不节，损伤脾胃，运化失司，痰湿困脾，上蒙清窍所致。以头晕、目眩、困重，甚则视物旋转，伴胸闷、呕吐、食少等痰浊困脾证候为辨证要点。

治法 燥湿涤痰，健脾和胃。

方药 半夏白术天麻汤加减。常用法半夏燥湿化痰、降逆止呕；白术健脾益气、燥湿利水；天麻平抑肝阳、祛风通络；陈皮理气健脾、燥湿化痰；茯苓健脾渗湿、利水宁心；甘草、生姜、大枣健脾和胃、调和诸药。

头晕头胀，多寐，苔腻者，加藿香、佩兰、石菖蒲以醒脾化湿开窍；呕吐频繁，加代赭石、竹茹以和胃降逆止呕；脘闷、纳呆、腹胀者，加厚朴、白蔻仁、砂仁等以理气化湿健脾；耳鸣者，加郁金、石菖蒲等以通阳开窍。

痰浊郁而化热，痰火上犯清窍，表现为眩晕，头目胀痛，心烦口苦，渴不欲饮，苔黄腻，脉弦滑，用黄连温胆汤加减清化痰热。若素体阳虚，痰从寒化，痰饮内停，上犯清窍者，用苓桂术甘汤合泽泻汤加减以温化痰饮。

（2）气血亏虚

证候 头晕目眩，动则加剧，遇劳即发，面色苍白，爪甲不荣，神疲乏力，心悸，少寐，纳差食少，便溏，舌质淡，苔薄白，脉细弱。

辨证 本证多由身体素亏，或大病久病损伤，气血亏虚，清窍失荣所致。以头晕、目眩、面色㿠白、动则加重，伴神疲乏力、心悸少寐等气血亏虚证候为辨证要点。

治法 补气养血，健运脾胃。

方药 归脾汤加减。常用黄芪、党参、白术健脾益气；当归、龙眼肉补血养血；茯神、远志、酸枣仁养心安神；木香理气醒脾，使其补而不滞；甘草调和诸药。

兼气虚卫阳不固，自汗，易感冒者，重用黄芪，加防风、浮小麦、煅牡蛎益气固表敛汗；脾虚湿盛，泄泻或便溏者，加薏苡仁、泽泻、炒扁豆以健脾利水；气损及阳，兼见畏寒肢冷，食冷腹痛等阳虚症状，加桂枝、干姜温中散寒。

若中气不足，清阳不升，表现时时眩晕，气短乏力，纳差神疲，便溏腹坠，脉弱无力者，用补中益气汤以补中益气，升清降浊。

（3）肝阳上亢

证候　眩晕耳鸣，头痛且胀，遇劳、恼怒加重，肢麻震颤，失眠多梦，急躁易怒，舌质红，舌苔黄，脉弦。

辨证　本证多由特异禀赋，或七情过激，肝郁化火，肝阳上扰清窍所致。以眩晕、耳鸣、急躁易怒，伴失眠多梦、头痛头胀、目赤等肝阳亢盛证候为辨证要点。

治法　平肝泻火，镇肝潜阳。

方药　天麻钩藤饮加减。常用天麻、钩藤、石决明平肝息风；黄芩、栀子清肝泻火；牛膝引血下行；杜仲、桑寄生补益肝肾；茯神、夜交藤养血安神定志。

阴虚较盛，舌红少苔，脉弦细数明显者，酌加生地黄、麦冬、玄参、何首乌、白芍等滋补肝肾之阴。若肝阳化火，肝火亢盛，表现为眩晕、头痛较甚者，耳鸣、耳聋暴作，目赤，口苦，舌质红，苔黄燥，脉弦数，可选用龙胆、牡丹皮、菊花、夏枯草等清肝泻火。

（4）瘀血阻窍

证候　眩晕头痛，或健忘，失眠，心悸，精神不振，耳鸣耳聋，面唇紫暗，舌瘀点或瘀斑，脉弦涩或细涩。

辨证　本证多由久病气滞血瘀，气血流行不畅，清窍失养，或外伤、手术等导致瘀血阻络而发。以眩晕、头痛、健忘，伴失眠、面紫唇暗、舌见瘀点瘀斑等血瘀证候为辨证要点。

治法　活血化瘀，活络通窍。

方药　通窍活血汤加减。常用赤芍、川芎、桃仁、红花活血化瘀通络；麝香芳香走窜，开窍散结止痛，麝香难求者重用石菖蒲代替；老葱散结通阳；大枣甘温益气，缓和药性。

若见神疲乏力，少气自汗等气虚证者，重用黄芪，加白术、党参、防风，以补气固表，益气行血；兼有畏寒肢冷，感寒加重者，加附子、桂枝温经活血。

（5）髓海空虚

证候　眩晕久发不已，视力减退，两目干涩，少寐健忘，心烦口干，耳鸣，神疲乏力，腰酸膝软，或有发育迟缓，舌红或淡红，舌苔薄，脉弦细。

辨证　本证多由先天禀赋不足，或久病及肾，肾精生髓不足，髓海空虚，清窍失养所致。以眩晕久发不止、耳鸣，或生长发育落后、智能迟缓，伴健忘、神疲乏力等证候为辨证要点。

治法　补益肝肾，生精填髓。

方药　左归丸加减。常用熟地黄、山茱萸、山药滋阴补肾，枸杞子、菟丝子补益肝肾，鹿角霜助肾强督，三者合用起生精补髓之功；牛膝强肾益精、引药入肾；龟甲胶滋阴降火、补肾壮骨。

若阴虚生内热，表现咽干口燥，五心烦热，潮热盗汗，舌质红，脉弦细数者，可加炙鳖甲、知母、青蒿等滋阴清热；心肾不交，失眠、多梦、健忘者，加阿胶、鸡子黄、酸枣仁、柏子仁等交通心肾、养心安神；若水不涵木，肝阳上亢者，可加清肝、平肝、镇肝之品，如菊花、天麻、柴胡、龙胆等。

【其他疗法】

1. 中药成药

（1）眩晕宁片：每片 0.38g。每服＜3 岁 2 片，1 日 2 次；3～6 岁 2 片，1 日 3 次；＞6 岁 3 片，1 日 3 次。用于痰蒙清窍证、髓海空虚证。

（2）归脾丸：每瓶 36g。每服 1～3 岁 2g、3～5 岁 4g、＞5 岁 6g，1 日 2～3 次。用于气血亏虚证。

（3）全天麻胶囊：每粒 0.5g。每服＜3 岁 2 粒，1 日 2 次；3～6 岁 2 粒，1 日 3 次；＞6 岁 3 粒，1 日 3 次。用于肝阳上亢证。

（4）血府逐瘀口服液：每支 10mL。每服＜3 岁 5mL，1 日 3 次；3～6 岁 10mL，1 日 2 次；＞6 岁 10mL，1 日 3 次。用于瘀血阻窍证。

2. 药物外治

（1）敷脐疗法：黄芪、五味子末适量，加清水适量调为糊状。敷于肚脐处，胶布固定，睡前贴，次晨取下。7 日为 1 疗程。有健脾益气作用，用于气血亏虚证。

（2）敷涌泉法：吴茱萸末适量，用米醋适量调为膏糊状。外敷双涌泉穴，睡前敷贴，次晨取下。7日为1疗程。有引火下行作用，用于肝阳上亢证。

3. 针灸疗法

（1）体针：①痰浊蒙窍证：取穴：中脘、内关、丰隆、解溪。针用泻法。②气血亏虚证：取穴：脾俞、肾俞、关元、足三里。针用补法。③肝阳上亢证：取穴：风池、肝俞、肾俞、行间、侠溪。针用泻法。

（2）耳穴：取穴：头昏：晕点、眼、内分泌。痰浊蒙窍证加胃、膈；气血亏虚证加脾；肝阳上亢证加神门、肝。方法：将王不留行籽用胶布贴压穴位处。3日更换1次，每次双耳同贴或轮贴，每日自行按压数次。

【防护康复】

1. 预防

（1）坚持适度参加体育锻炼，增强体质。

（2）注意饮食，避免过食生冷、肥甘厚腻。

（3）保持心情舒畅，情绪稳定，防止七情内伤。

2. 调护

（1）眩晕发病后要及时治疗，注意休息，严重者卧床休息。

（2）避免突然、剧烈的体位改变和头颈部运动，以防眩晕症状的加重或发生昏仆。

3. 康复

（1）注意劳逸结合，避免体力和脑力的过度疲劳。

（2）注意饮食清淡，保持情绪稳定。

【审思心得】

1. 循经论理

眩晕是以头晕、眼花为主要临床表现的一类病证。眩是指眼花或眼前发黑，晕是指头晕，或感觉自身和/或外界景物旋转。二者常同时并见，故统称为“眩晕”。轻者闭目即止；重者如坐车船，旋转不定，不能站立，或伴有恶心、呕吐、汗出，甚则昏仆等症状。本病常突然、反复发作，使患儿和家长产生焦虑，影响儿童的身心健康，降低患儿及其家庭的生活质量。

古人对眩晕认识较早，相关记载较多。《黄帝内经》最早记载眩晕一病，称作“眩冒”“目眩”“眩仆”“掉眩”等。南宋《三因极一病证方论·眩晕证治》谓：“方书所谓头面风者，即眩晕是也。”最早记载眩晕的病名。历代医家对眩晕病因病机辨证治法的论述丰富。如《素问·至真要大论》云：“诸风掉眩，皆属于肝。”《灵枢·大惑论》说：“邪中于项……入于脑则脑转，脑转则引目系急，目系急则目眩以转矣。”《丹溪心法·头眩》云：“头眩，痰，夹气虚并火。治痰为主，夹补药及降火药。无痰则不作眩，痰因火动。又有湿痰者，有火痰者。湿痰者，多宜二陈汤。”小儿眩晕发病率低于成人，儿科古籍论述也相对较少。

西医学认为眩晕是因机体对空间定位障碍而产生的一种动性或位置性错觉。可分为真性眩晕和假性眩晕。真性眩晕是由眼、本体觉或前庭系统疾病引起的，有明显的外物或自身旋转感。假性眩晕多由全身系统性疾病引起。真性眩晕多属中医学实证，假性眩晕多属中医学虚证。明确儿童眩晕的病因，对于辨证论治有一定的帮助，有条件者，应做相关检查以协助诊断，特别是重症、反复发作的儿童。

本章主要讨论由内伤引起的眩晕。外感疾病常伴随眩晕症状，随外感疾病的好转而解除，不在本节讨论范围。临床上儿童眩晕多以头晕为主诉，轻者坐卧、闭目可止；重者可伴有眼花、视物旋转，或伴恶心、呕吐、汗出等表现。

引起眩晕的病因可分为外感和内伤两方面因素。外感者，外邪侵犯肌表或从口鼻而入，扰乱气机，上扰清窍而见头晕、目眩诸症，常伴有发热、恶风寒、咳嗽、流涕等症状，与内伤引起的眩晕鉴别不难。内伤者，又可分清窍失养和邪犯清窍两种病理机制。小儿脾常不足，若平素饮食不节，或思虑过度，损伤脾胃，脾胃虚弱，运化失健，气血生化不足，升清功能失司可致清窍失养；或久病、大病耗伤气血，气血亏虚，清窍失养；或久病伤肾、先天禀赋不足，肾精不充，髓海空虚亦可致眩晕。若平素饥饱劳倦，过食生冷肥腻，脾胃不健，升清降浊功能失司，痰浊内生，困阻中焦，“土虚木摇”，痰浊随肝阳上蒙清窍则导致眩晕，甚至昏仆；七情不遂，肝失条达，肝气郁结，肝阳上亢，或气郁化火，风阳上扰，可发为眩晕；头部外伤或手术，或机体脏腑功能失调，气滞血瘀，又可致瘀血阻窍而眩晕。从临证经验来看，儿童眩晕以气血亏虚、痰蒙清窍者多见。

眩晕的病性以虚者居多，张介宾《景岳全书·眩运》谓：“眩运一证，虚者居其八九，而兼火兼痰者不过十中一二耳。”一般新病、起病急者多实证，久病、来势缓者多虚证；体壮、声高息粗、脉有力者多实，体弱、声低懒言、脉弱者多虚；呕恶、面赤、头胀痛者多实，体倦乏力、耳鸣者多虚；发作期多实，缓解期多虚。病久常虚中夹实，虚实夹杂。痰浊内盛上蒙清窍者，以头晕、目眩、困重、疲劳乏力，甚则视物旋转，伴胸闷、呕吐、食少等为辨证要点；气血亏虚者，以头晕、目眩、面色苍白、动则加重，伴神疲乏力、心悸少寐为辨证要点；肝阳上亢者，以眩晕、耳鸣、急躁易怒，伴失眠多梦、头痛头胀、目赤等为辨证要点；瘀血阻窍者，以眩晕、头痛、健忘，伴失眠、面紫唇暗、舌见瘀点瘀斑等为辨证要点；髓海空虚者，以眩晕久发不止、耳鸣，腰膝无力，或生长发育落后、智能迟缓，伴健忘、神疲乏力等为辨证要点。临证中各证常有兼夹、转化，就诊时需详加审察，辨清虚实、邪气性质与轻重之不同，随证加减用药。

2. 证治有道

眩晕之痰蒙清窍证由机体脏腑功能不足，水液代谢紊乱，痰浊、痰饮内生，上扰清窍，甚至蒙蔽清窍，清窍失养所致。如《丹溪心法·头眩》所说：“无痰则不作眩。”急则治其标，以燥湿化痰、健脾和胃为法，方选半夏白术天麻汤加减。常用法半夏以燥湿化痰，降逆气；白术健脾益气，燥湿利水去痰之源；茯苓以健脾渗湿，导痰湿从小便而解；天麻息风止痉，平抑肝阳，祛风通络，《本草衍义补遗》谓其：“气平和，味苦。一名定风草……小儿痫惊及诸虚眩晕，非此不能除也。”小便不利者，加桂枝以温阳化气利水，加泽泻、猪苓以利水渗湿；舌淡胖苔滑者，中阳不足，加干姜温阳散寒；多寐、困倦思睡者，加藿香、佩兰、石菖蒲醒脾化湿开窍；恶心、呕吐者，加代赭石重镇降逆止呕。眩晕缓解后，又宜继予健脾益气、助运化湿法调理，使脾胃健运，痰浊无生化之源，防止眩晕反复。

眩晕突然发作，头昏眼花，视物旋转，恶心呕吐，不能站立行走者，此为痰饮阻闭清窍，治以利水消饮、健脾制水，方以泽泻汤加味，或合苓桂术甘汤加减。泽泻汤方出《金匮要略·痰饮咳嗽病脉证》云：“心下有支饮，其人苦冒眩，泽泻汤主之。”重用泽泻利水渗湿，使水饮从小便而出；白术健脾益气、燥湿化痰，助脾运化水湿。阳虚气不化水者，加桂枝、干姜温阳化气；眩晕重者，加代赭石重镇降逆，加天麻息风。

眩晕之气血亏虚证，由大病、久病损伤气血，或脾胃不运，生化乏源，气血亏虚，清窍失荣所致，以补气养血、健运脾胃为主要治法，方以归脾汤加减。常重用黄芪补气升气举陷，《医学衷中参西录》谓其："性温，味微甘。能补气，兼能升气，善治胸中大气（即宗气，为"肺叶阖辟之原动力"）下陷。其补气之功最优，故推补药之长，而名之曰耆也。"党参补中益气、生津养血；白术健脾益气、燥湿助运；当归补血生血活血；龙眼肉补心脾、益气血；茯苓健脾渗湿宁心；远志宁心安神、祛痰开窍；木香理气醒脾，使其补而不滞；甘草调和诸药。诸药合用，补气养血，气血足则清窍得养，眩晕自除。若是气虚为主，喜叹气，神疲，头晕，目眩，此属气虚下陷，清阳不升，治以补中益气汤，或用张锡纯之升陷汤。临证遇眩晕动则加重，面色苍白，爪甲不荣者，又需警惕慢性失血致血虚，气随血脱，气血亏虚的情况，临床多见于大龄儿童，可由各种疾病致胃、肠等出血而引起贫血。血常规检查可明确有无贫血及其轻重，进而需再作必要检查以明确病因。治疗以补气生血为法，予当归补血汤加味。重用黄芪以补气，伍以当归生血养血，黄芪：当归一般为5 ∶ 1，《景岳全书·厥逆》中说："有形之血不能即生，无形之气所当急固。"本方补气以生血。出血者常加用三七、血余炭、地榆等药以止血。

眩晕之肝阳上亢证，儿童相对较少，临床偶见于特殊禀赋儿童，可有素体肥胖、血压偏高表现。治疗以平肝泻火、镇肝潜阳为法，方以天麻钩藤饮加减。眩晕之瘀血阻窍证，常伴头痛，失眠，耳鸣，面唇紫暗，舌见瘀点瘀斑，儿童多见于头部外伤或手术后，治疗以活血化瘀、活络通窍为法，方以通窍活血汤加减，服用汤药困难者，可予血府逐瘀口服液治疗。眩晕之髓海空虚证，多由先天禀赋不足而致，常伴生长发育落后、智能迟缓，治以补养肝肾、生精填髓为法，代表方为左归丸。

儿童眩晕的病因复杂，可由耳源性疾病如中耳炎、前庭神经炎等，亦可由中枢神经系统炎症和肿瘤，癫痫性眩晕等疾病所致。儿童多不能准确描述眩晕的感觉，难以提供触发因素、影响眩晕的轻重因素，一些专科检查亦难配合，使临床辨证增加了困难。临床需多做耐心问诊，向家长询问可能的病史，以助诊断。辨证论治如取效不如意，眩晕日久不解者，需结合脑电图、头颅CT、头颅MRI等检查，以及耳鼻喉、眼科、神经科等专科协助诊断，以免耽误病情。

第十二章

胁痛

【概述】

胁痛是以一侧或两侧胁肋疼痛为主要表现的一种肝胆病证。胁指侧胸部，为腋以下至第十二肋骨部位的统称。胁痛也是常见自觉症状，小龄儿童多不能描述，能清楚描述其疼痛往往在学龄之后，临床表现除胁肋部胀痛、刺痛或隐痛外，常伴胸闷、纳差、脘腹胀满，或咽干、心烦、口苦、目赤等症。

胁痛相关论述，早在《黄帝内经》就有丰富记载，并明确指出其病位主要在肝胆。如《素问·脏气法时论》说："肝病者，两胁下痛引少腹，令人善怒。"《素问·缪刺论》云："邪客于足少阳之络，令人胁痛不得息。"记载了胁痛的病名和病机。关于病因，《黄帝内经》记载有寒、热、瘀等方面的原因。后世医家在《黄帝内经》的基础逐步发展。《伤寒论》从外感伤寒方面论述了"胸胁苦满""胁下痞硬""胁下硬满"等少阳胆腑之症，并在《金匮要略·痰饮咳嗽病脉证并治》篇，提出水饮留伏引起胁痛的病理机制："水在肝，胁下支满，嚏而痛""留饮者，胁下痛引缺盆。"《景岳全书·杂证谟·胁痛》将胁痛病因分为外感、内伤两类，并提出以内伤者为多见。《临证指南医案·胁痛》云："久病在络，气血皆窒。"指出气滞血瘀导致胁痛。古籍中有关于儿童胁痛的专门记载，如《诸病源候论·小儿杂病诸候·胸胁满痛候》云："看养小儿，有失节度，而为寒冷所伤，寒气入腹内，乘虚停积，后因乳哺冷热不调，触冒宿寒，与气相击不散，在于胸胁之间，故令满痛也。"指出了小儿胁痛的常见病因病机。

现代对胁痛的研究逐步深入，一方面不断完善胁痛的病因病机，同时根据西医不同疾病的特点，采用辨病与辨证相结合的思路，并将现代检查结果合理地运用于辨证中。在治疗方面，除了辨证论治使用中药外，还结合针灸、药物敷贴等外治法，增强了疗效。对中医治疗胁痛的药效学研究亦取得了进展。

中医之胁痛常见于西医学的急慢性肝炎、胆囊炎、肝硬化、肝脓肿、胆道蛔虫症、肋间神经痛等疾病，此类疾病以胁痛为主要表现时，均可以参考本篇辨证论治。

【病因病机】

胁痛病因有外感、内伤之分，以内伤居多。内伤包括气滞、血瘀、阴虚、湿热、食积、痰饮等因素，外感方面多因感受风寒或湿热、邪郁少阳而发病。

1. 肝气郁结

肝为刚脏，性喜条达，主司疏泄，若所愿未遂，情志抑郁或暴怒伤肝，肝失条达，疏泄不利，气机郁滞，阻于胁络，不通则痛，发为胁痛。

2. 瘀血阻络

外伤跌仆，损伤血络，恶血留于胁下，阻塞脉络；或肝郁气滞，血流不畅，血停成瘀；或病久入络，胁络痹阻，不通而痛，致胸胁刺痛。

3. 肝胆湿热

饮食不节，脾失健运，则生内湿，湿从热化，侵犯肝胆；或外感湿热之邪，蕴结脾胃，传于肝胆，土壅木郁，胁络痹阻而发生胁痛。

4. 肝阴不足

肝郁日久，化火伤阴，或由肾阴不足，损及肝阴；或因久病血虚，不能养肝，肝阴不足，肝络失于濡养而致胁肋隐痛。

5. 邪犯少阳

少阳经脉布于两胁，风寒之邪直犯少阳，或由太阳传入少阳，少阳枢机不利，升降失调，经气郁滞，而致胸胁苦满、胁肋疼痛。

胁痛病位主要在于肝胆，病性有虚有实，而以实证多见。实证以气滞、血瘀、湿热、痰饮、食积为主，其中又以气滞为要。虚证多属阴血不足，肝失所养。此外，实证日久，热伤阴分，肝肾阴虚，亦可出现虚实夹杂之证。

【临床诊断】

1. 诊断要点

（1）以一侧或两侧胁肋疼痛为主要表现，疼痛性质有刺痛、胀痛、隐痛、窜痛等。

（2）可伴有胸闷、纳差、口苦、咽干、恶心、心烦等症状。

（3）常有情志失调、饮食不节、跌仆损伤或感受风寒、湿热等病史。

（4）相关体征、影像学检查及肝功能、特异性免疫检查等可协助诊断原发疾病。

2. 鉴别诊断

（1）胃脘痛：以胃脘部疼痛为主要症状，痛剧时可牵连胁背，以肝胃同病时多见。疾病发作时可胃脘攻痛连胁，伴恶心呕吐、纳呆、腹胀等症，查体胃脘部压痛明显。

（2）胸痹：以胸部闷痛为主要症状，可牵涉胁背，疼痛的性质和疼痛的部位与胁痛有明显差异，胸痹疼痛主要在前胸、心前区，疼痛的性质多为刺痛，常伴胸闷、气短、叹气等症。

（3）悬饮：可出现一侧或两侧胸胁肋疼痛症状，伴随咳嗽，气短气促，发热恶寒等症，可与胁痛区别。胸部 X 线检查可确定有胸腔积液。

【辨证论治】

1. 辨证要点

（1）辨外感内伤：外感胁痛起病较急，多因风寒之邪郁滞少阳，或感受湿热之邪，侵犯肝胆所致，临床常伴发热、恶寒等症。内伤胁痛，起病较缓，多由肝气郁结、瘀血阻络、痰饮留积、肝胆湿热或肝阴不足等引起，一般无寒热表证。

（2）辨胁痛性质：疼痛走窜不定，时痛时止者，多为肝失疏泄，气机郁滞所致；胁肋刺痛，入夜尤甚，痛处拒按者，多为瘀血内阻，肝络不通所致；胸胁胀满疼痛，以胁下部位为主，呼吸、咳唾、转侧时疼痛加重者，多为痰饮留积，壅阻胁部所致；胁肋剧烈疼痛，有重着感，且有定处，触痛明显者，多为肝胆湿热，胁络痹阻所致；胁肋隐痛，疲劳后疼痛加重，按之反舒者，多为肝阴不足，肝络失养所致。

（3）辨气分血分：若痛无定处，以胀痛为主，时作时止，每与情志因素有关者，病在气分；若胸胁刺痛，痛有定处，局部拒按，入夜尤甚，舌质紫暗，病在血分；胁肋隐痛，绵绵不断，多为阴血亏虚。

（4）辨虚实证候：病程短，病势急，胁肋胀痛或刺痛，拒按，胸胁满胀，面目发黄，口苦，便秘者，多为气滞、血瘀、湿热，属实证。病程较长，病势较缓，胁肋钝痛或隐痛，喜按，口干咽燥，眩晕者，多为阴血不足，属虚证。

2. 治疗原则

肝气喜条达而恶抑郁，气为血之帅，气行则血行，气滞则血瘀。故胁痛治疗原则是以理气解郁、和血止痛为主。治疗胁痛，应区别外感、内伤而分治。外感胁痛，因风寒之邪郁滞少阳胆经，治当和解少阳，祛邪为主，因湿热之邪侵犯肝胆，治以清肝利胆为主；内伤胁痛，宜分清气、血、虚、实，随证使用疏肝理气、祛瘀通络、养阴柔肝、清热利湿、涤痰通络、消食导滞等法。

3. 证治分类

（1）肝气郁结

证候　胁痛，走窜不定，疼痛随情绪变化而增减，胸闷不舒，心烦易怒，纳呆嗳气，腹胀，舌淡红，苔薄白，脉弦。

辨证　本证多由所愿未遂，情志失调，致肝失调畅，疏泄不利，气机郁滞，胁络痹阻而引起。以胁痛、走窜不定、疼痛程度随情绪变化而增减，常伴有胸闷不舒、纳呆嗳气等肝胃不和证候为辨证要点。

治法　疏肝解郁，理气止痛。

方药　柴胡疏肝散加减。常用柴胡、香附、枳壳疏肝理气解郁；川芎行气活血止痛；芍药养肝血；甘草调和诸药，合芍药缓急止痛。

胁肋痛甚者，加青皮、白芥子以利气通络止痛；恶心呕吐者，加代赭石（先煎）、半夏、生姜降逆止呕；肠鸣腹泻者，加茯苓、白术、车前子健脾渗湿止泻；胁肋灼痛胀满，烦热口干者，加金铃子散、左金丸、牡丹皮、栀子清泻肝火。

（2）瘀血阻络

证候　胁肋刺痛，痛有定处，入夜更甚，胁肋下或见瘕块，舌质紫暗或有瘀点，脉沉涩。

辨证　本证多由气郁日久，气滞血瘀，或跌仆损伤，瘀血停着，痹阻胁络所致。以胁肋刺痛、痛处不移、入夜痛甚为辨证要点。

治法　活血化瘀，通络止痛。

方药　血府逐瘀汤加减。常用桃仁破血行滞；红花活血祛瘀；赤芍、川芎活血化瘀；牛膝活血祛瘀通络；生地黄、当归养血活血；桔梗、枳壳宽胸行气；柴胡疏肝解郁，升达清阳；甘草调和诸药。

胁肋下有痞块者，加莪术、三棱软坚散结消痞；口苦、心烦易怒者，加栀子、钩藤清肝泻火；神疲、乏力、面色少华者，加太子参、黄芪益气护正。

（3）肝胆湿热

证候 胁痛口苦，胸闷纳呆，恶心呕吐，目赤肿痛，或眩晕头痛，或目黄、身黄、小便黄赤，舌苔黄腻，脉弦滑数。

辨证 本证由湿热蕴结肝胆，肝失疏泄，气机不畅，胁络阻滞所致。以胁痛、口苦、溲黄，常伴有目赤肿痛、纳呆呕恶等症为辨证要点。

治法 泻肝清胆，清利湿热。

方药 龙胆泻肝汤加减。常用龙胆泻肝胆火、清热利湿；栀子、黄芩清热泻火；柴胡疏肝解郁；泽泻、木通、车前子（包煎）清热利湿；当归、生地黄养肝柔肝。

龙胆大苦大寒，用量宜小。胁肋痛甚者，加延胡索、川楝子疏肝理气止痛；身目发黄者，加茵陈、黄柏清热利湿退黄；大便秘结者，加大黄（后下）泻腑清热；恶心呕吐者，加姜半夏、竹茹清胃降逆止呕。

（4）肝阴不足

证候 胁肋隐痛，劳累加重，口干唇干，心烦易怒，头目眩晕，失眠多梦，或两目昏花，舌质红，舌苔少，脉细弦而数。

辨证 本证由诸因素导致肝脏阴血不足，肝络失于濡养所引起。以胁痛隐隐、劳累加重，伴口干唇干、心烦易怒、舌红苔少、脉细数等症为辨证要点。

治法 滋养肝阴，柔肝通络。

方药 一贯煎加减。常用沙参、麦冬、天花粉滋阴生津；当归、生地黄、白芍补血养肝；枸杞子、女贞子滋养肝阴；川楝子疏肝理气止痛。

胁肋痛甚者，加延胡索、牡丹皮行气活血通络；头晕眼花者，加菊花、刺蒺藜、石决明平肝潜阳；心烦口苦者，加栀子、淡豆豉清热除烦；潮热者，加知母、地骨皮退虚热；大便干结者加瓜蒌子、决明子清肝润肠通便。

（5）邪犯少阳

证候 胸胁满痛，往来寒热，不思饮食，心烦喜呕，口苦咽干，头晕，舌质淡红，舌苔白，脉弦。

辨证 本证由感受外邪，邪犯少阳，枢机不利，经络阻滞所致。以胸胁满痛、寒热往来、口苦咽干、心烦喜呕、不欲饮食等少阳枢机不利证候为辨证要点。

治法　和解少阳，理气通络。

方药　小柴胡汤加减。常用柴胡入肝胆经清热透邪；黄芩清少阳经热；半夏、生姜降逆止呕；党参、炙甘草益气护正；瓜蒌皮、枳壳理气宽胸。

胁下痞硬者，加郁金、牡蛎活血化瘀散结；胁肋胀痛者，加川楝子、佛手行气止痛。兼咳嗽、咳痰者，加杏仁、桔梗、桑白皮、黛蛤散止咳化痰。

【其他疗法】

1. 中药成药

（1）逍遥丸（浓缩丸）：每瓶200丸。每服＜3岁3丸、3～6岁6丸、＞6岁8丸，1日3次。用于肝气郁结证。

（2）血府逐瘀口服液：每支10mL。每服＜3岁5mL，1日3次；3～6岁10mL，1日2次；＞6岁10mL，1日3次。用于瘀血阻络证。

（3）清肝利胆口服液：每支10mL。每服＜3岁5mL，1日3次；3～6岁10mL，1日2次；＞6岁10mL，1日3次。用于肝胆湿热证。

（4）龙胆泻肝丸：每袋6g。每服1～3岁2g、3～6岁3g、＞6岁6g，1日2次。用于肝胆湿热证。

（5）小柴胡颗粒：每袋10g。每服＜3岁5g，1日2次；3～6岁5g，1日3次；＞6岁10g，1日2～3次。用于邪犯少阳证。

2. 针灸疗法

（1）体针：①肝气郁结证：肝俞、期门、丘墟、太冲。②瘀血阻络证：膈俞、肝俞、血海、三阴交、行间。③肝胆湿热证：大椎、阳纲、足三里、太冲、期门。④肝阴不足证：肝俞、风池、曲泉、三阴交、太溪。⑤邪犯少阳证：中渚、外关、大椎、足临泣。⑥痰饮留积证：尺泽、列缺、天突、足三里、丰隆。均1日1次。

（2）耳针：取穴：胸、神门、交感、枕、肺。操作方法：用捻转手法，每次1～2分钟，留针20～30分钟，间隔5～10分钟捻针1次。适用于肋间神经痛。

（3）激光照射法：取穴：阿是穴（指压痛点）、相应节段夹脊穴、支沟。操作方法：用氦－氖激光仪照射上列各穴，每穴每次照1～3分钟，1日照射1次。

（4）皮肤针：用皮肤针叩胸胁痛部，加拔火罐。适用于外伤胁痛，有止痛化瘀作用。

【防护康复】

1. 预防

（1）营造和谐环境，正确引导小儿调摄情志。

（2）预防外感。

（3）避免酸辛肥腻饮食，注意卫生。

（4）加强安全教育，避免外伤。

2. 调护

（1）注意休息，减少活动，防止动作用力过猛，减轻疼痛。

（2）减轻生活学习压力，保持情绪舒畅。

（3）清淡、易消化饮食。

3. 康复

（1）慎起居，防感冒。

（2）保持乐观情绪，减少不良的精神刺激。

【审思心得】

1. 循经论理

胁痛是以一侧或两侧胁肋疼痛为主要表现的病证。多表现为胁肋部胀痛、刺痛或隐痛，可伴有胸闷纳差、脘腹胀满，或咽干、心烦、口苦、目赤等症。胁，《医宗金鉴·正骨心法要旨》说："其两侧自胸以下，至肋骨之尽处，统名曰胁。"肝胆藏于胁内，《灵枢·经脉》说："胆足少阳之脉……以下胸中，贯膈，络肝，属胆，循胁里……肝足厥阴之脉……属肝，络胆，上贯膈，布胁肋……"足少阳胆经、足厥阴肝经循行于胁肋，故胁痛归属于肝系疾病。胁痛为常见症状，但因其为自觉症状，儿童多在学龄后方能自诉胁肋部疼痛，小年龄儿童常从其活动牵扯到胁肋出现痛苦貌，或胁肋部拒触碰而诊断，现代临床又常结合疾病诊断协助辨病。

中医学在《黄帝内经》中就对胁与肝胆的密切联系有明确论述，《素问·热论》

说“少阳主胆，其脉循胁。”《灵枢·五邪》指出：“邪在肝，则两胁中痛。”认为胁痛与肝胆病变直接相关。关于其病因，《素问·举痛论》说：“寒气客于厥阴之脉……则血泣脉急，故胁肋与少腹相引痛矣。”《伤寒论》从外感伤寒论述了“胸胁支满”“胁下痞硬”“胁下硬满”等少阳胆腑之症。《景岳全书·杂证谟·胁痛》根据病因的不同将胁痛分为外感、内伤两类，并指出以内伤者为多见。历代医籍中不少将胁痛列为专篇论述。

胁为肝胆经脉循行之处，因此，胁痛病因与肝胆关系密切，肝胆脏腑经络功能失调，气机不畅均可出现胁痛症状。病因可分为外因和内因。外因为感受外邪，邪气由表入里，侵犯少阳，少阳枢机不利，不通则痛；内因七情、饮食等因素导致肝气郁结、肝胆湿热、瘀血阻络，胁络气血不畅，不通而痛，或肝阴血不足，胁络失于润养，不荣则痛。若邪重正亏，邪气循经络流注肝胆，肝胆真脏受邪，亦可出现胁痛。

胁痛的辨证，主要是辨明病位在气在血之异、病因之外感内伤不同、病性之虚实轻重。病在气分者，由七情失调，肝气郁结而致，胁肋胀痛随情绪变化而增减，胸闷不舒，心烦易怒。病在血分者，又可分虚实之异，胸胁刺痛，痛有定处，舌暗或见瘀点瘀斑，为瘀血阻络之实证；胁肋隐痛，喜按，口干咽燥，眩晕多梦者，为肝血不足之虚证。胁痛之虚实，常从病程、病势、胁痛性质来辨别。病程短，病势急，胁肋胀痛或刺痛，拒按，胸胁满胀，伴面目发黄、口苦、寒热、便秘等症者，多为实证。病程较长，病势较缓，胁肋钝痛或隐痛，喜按，多梦眩晕者，多属虚证。外感与内伤较易辨别，由感受外邪，初起有发热恶寒者，为外感；由七情失调、饮食不节、劳累过度所致者，为内伤。

2. 证治有道

胁痛的治疗，以调理脏腑、调和气血为原则，常以疏肝理气、和血止痛为法。但是，胁痛在中医学既是一个疾病，同时也是一个症状，与其相对应的西医病种较多，可由各种肝胆疾病、肋神经肌肉疾病等所致。成人常见的急慢性肝炎、急慢性胆囊炎、带状疱疹等病，在儿童发病率均较低。不同病种之间的治疗难易、疗程、预后有较大差异。故在临证时需完善相关检查，明确病因，辨证结合辨病治疗，方可提高疗效。

胁痛之肝气郁结证，症见胁痛走窜不定，疼痛随情绪变化而增减，胸闷不舒，心烦易怒，纳呆嗳气，腹胀等。起病前多有争吵、打闹、受批评，或有明显忧虑等因素，治疗以疏肝解郁、理气止痛为法，方用柴胡疏肝散加减。除药物治疗外，情志疏导亦是关键，同时可以指导家长利用中医七情相胜法来配合治疗。

胁痛之瘀血阻络证，以胁肋刺痛，痛有定处，或入夜更甚，胁肋下或可触及癥瘕，舌暗或见瘀点瘀斑等为主要见症。由各种原因瘀血留着，痹阻胁络，不通则痛而发病。治疗以活血化瘀、通络止痛为法，方用血府逐瘀汤加减。临证时需审视病程长短和病因调整用药。病程短，因跌仆、运动过度、舞蹈拉伸过度者，属新瘀，局部无明显瘀肿，用轻剂血府逐瘀汤理其气血即可，素体弱者，佐用党参、黄芪、当归以顾护其正气。病程长、胁肋下瘕块成癥者，多有特殊原发病，血府逐瘀汤仅治其标，宜详审患儿之兼夹证，一并处治，对于正气亏损不重者，必要时加重行气活血消癥药如鳖甲煎丸。

胁痛之肝胆湿热证，以胁痛口苦，胸闷纳呆，恶心呕吐，目赤肿痛，或眩晕头痛，或目黄、身黄、小便黄赤等见症为特点。多由感受湿热之邪，从口鼻而入，蕴结于中焦，熏蒸肝胆，气机不畅而致。治疗以清肝泻胆、清热利湿为法。湿热偏重者，方用茵陈蒿汤加减；肝胆火偏重者，方用龙胆泻肝汤加减。本证常见于急性肝炎、急性胆囊炎，小儿又常见于传染性单核细胞增多症，应结合辨病治疗。

胁痛之肝阴不足证，以胁肋隐痛，劳累加重，口干唇干，心烦易怒，头目眩晕，失眠多梦，或两目昏花等见症为特点。由肝郁日久，化火耗伤肝阴肝血，或久病脏腑虚弱，肝之阴血不足，或感受时邪，毒衰正伤，阴血耗损，肝络失于濡养所致。治疗以养阴柔肝为法，方用一贯煎加减。本证常见于急性肝炎和急性胆囊炎恢复期、慢性肝炎、慢性胆囊炎，儿童肝炎包括 EB 病毒、巨细胞病毒、柯萨奇病毒感染所致者。此类疾病的恢复期，即使胁痛不著，只要证属肝阴血不足者，均可按本证加减治疗。

胁痛之邪犯少阳证，以胸胁满痛，往来寒热，不思饮食，心烦喜呕，口苦咽干，头晕等见症为特点，此属伤寒少阳证。因感受风寒之邪，由太阳传变至少阳，病在半表半里。治疗以和解少阳为法，方用小柴胡汤加减。临证视兼表、兼里的有无及轻重，随证加减用药。感受肝炎病邪，以邪犯少阳见症为主时，可按本证加减用药。

随着20世纪90年代我国乙肝疫苗开始使用，2008年“扩大国家免疫规划实施方案”将乙肝疫苗、甲肝疫苗均纳入国家计划免疫，小儿甲型、乙型肝炎发病率显著下降。乙型肝炎病毒导致儿童急性肝炎较少见，但慢性乙型肝炎的儿童发病率仍不低，2014年我国流行病学调查结果显示5～14岁儿童的HBsAg携带率为0.94%、1～4岁儿童为0.32%，虽然大多数儿童并无临床表现，但仍给儿童和家长带来心理压力。部分有治疗需求的儿童，因家长担忧西药的副作用，常寻求中医治疗。对于此类无症状的慢性乙型肝炎儿童，中医可归属于胁痛范畴。儿童乙型肝炎病毒携带未发病，可视为邪气内伏，乙肝发病后多表现为肝胆湿热证候，故伏邪亦多从湿热之邪考虑，因患儿无黄疸、胁痛、恶心等特异症状，给中医辨证带来困难。临证时，常从日常生活状况、饮食起居喜恶、面色、二便、舌脉象等情况，推测其体质之阴阳气血偏颇情况，调整脏腑、平衡阴阳，祛其伏邪，使脏腑调和、阴阳平衡，邪无居处。察之临证，本病以肺脾不足证居多，常用四君子汤加黄芪益气健脾，焦山楂、炒麦芽健脾助运，酌情选配苍术、蒲公英、防风、茵陈、浙贝母、贯众等药祛除伏邪。乙肝大三阳、肝功能异常者，扶正祛邪并施，肝功能正常后，酌减祛邪之力；乙肝小三阳者，扶正为主，祛邪为佐。本病见效较慢，辨证得当，只要服药无不适，宜守方治疗，可配合肝功能、乙肝两对半和乙肝病毒DNA定量等检查来检验疗效。

胁痛病的发病和病情变化常与患儿情志有密切关系。“肝主疏泄，性喜条达。”帮助患儿调畅七情，营造和谐舒适的环境和氛围，深入了解患儿的心理状况，解除患儿的忧虑，减轻日常生活学习压力，利于病情向愈。胁痛患儿肝失疏泄，肝气横逆，常犯于脾胃，脾失健运，故胁痛患儿需注意饮食护理，以清淡、易消化为原则，控制肥甘厚腻、辛香炙煿食品，避免损伤脾胃，加重病情。

第十三章

抽动障碍

【概述】

抽动障碍又称抽动－秽语综合征。是以慢性、波动性、多发性运动肌的快速抽动，不自主发声和语言障碍为主要特征的神经精神障碍性疾病。本病以肌肉抽搐及喉中发出怪声或口出秽语为主要临床表现。

本病发病无季节性。大部分患儿在 4 ～ 12 岁之间起病，常以频繁眨眼为首发症状，可以自行缓解或加重，男孩多于女孩，男女比例为 3 ∶ 1 ～ 5 ∶ 1。85% 患儿伴有轻中度行为异常。约半数患儿可同时伴有注意缺陷多动障碍。抽动症状多在精神紧张时加重，入睡后消失。本病病程一般较长，可自行缓解或加重，影响患儿的身心健康，但患儿智力一般不受影响。

抽动障碍为西医病名，中医古籍中无相对应病名，根据其临床表现可归属于中医学“肝风”“瘛疭”“慢惊风”等范畴。《小儿药证直诀・肝有风甚》说：“凡病或新或久，皆引肝风，风动而止于头目，目属肝，肝风入于目，上下左右如风吹，不轻不重，儿不能任，故目连劄也。”已经注意到小儿有“目连劄”者，指出了其病机为“肝有风甚”使然。《张氏医通・瘛疭》说：“瘛者，筋脉拘急也；疭者，筋脉弛纵也，俗谓之抽。”《重订通俗伤寒论・六经方药・阿胶鸡子黄汤》谓：“血虚生风者，非真有风也。实因血不养筋，筋脉拘挛，伸缩不能自如，故手足瘛疭，类似风动。”指出血虚而不能养筋可以生风而手足瘛疭。

【病因病机】

抽动障碍的病因是多方面的，与先天禀赋不足、产伤、窒息、感受外邪、情志失调等因素有关，多由五志过极，风痰内蕴而引发。

1. 肝亢风动

小儿肝常有余，外感风邪，肺气失宣，气机不畅，肝气失于条达，郁结不展，化火生风，出现抽动频繁有力，喊叫声音高亢。肝气上逆，肝阳上亢，则见烦躁易怒，头晕头痛。肝失疏泄，气机郁滞，故胁下胀满。

2. 痰火扰神

素体肺、脾、肾三脏虚弱或功能失调，水液代谢失常，痰浊内生，流窜全身，则抽动发作频繁，喉中痰鸣。痰阻经络，郁而化热化火，上扰于心，心神不宁，故口出异声秽语。

3. 气郁化火

肝主疏泄，性喜条达，若情志失调，肝气抑郁，气机不畅，郁久化火，引动肝风，上扰清窍，则见皱眉眨眼，张口歪嘴，摇头耸肩，口出异声秽语。气郁化火，耗伤阴精，肝血不足，筋脉失养，虚风内动，故伸头缩脑，肢体颤动。

4. 脾虚痰聚

禀赋不足或病后失养，损伤脾胃，脾虚不运，水湿潴留，聚液成痰，痰气互结，壅塞胸中，心神被蒙，则胸闷易怒，脾气乖戾，喉发怪声；脾主肌肉四肢，脾虚则肝旺，肝风夹痰上扰走窜，故头项、四肢、肌肉抽动。

5. 脾虚肝亢

脾胃素虚，或久病之后，损伤脾胃，脾胃虚弱，胃弱则腐熟无能，脾虚则运化失职，出现健忘，食欲不振，便溏。土虚木亢，肝风内扰，则抽动明显，性情急躁，手脚多动。

6. 阴虚风动

素体真阴不足，或热病伤阴，或肝病及肾，肾阴虚亏，水不涵木，虚风内动，故眼眨头摇、肢体抽动。阴虚则火旺，木火刑金，肺阴受损，金鸣异常，故喉发异声。

抽动障碍病位主要在肝，肝风内动是本病的主要病理特征。因肝体阴而用阳，为风木之脏，主藏血，喜条达而主疏泄，其声为呼，其变动为握，故本病发病与肺感外风、脾失运化、心神失守、肾亏肝亢等因素均密切相关。

【临床诊断】

1. 诊断要点

（1）起病大多数在 4 ～ 12 岁之间。可有家族史。病程至少持续一年。

（2）可出现不自主的眼、面、口、颈、肩、腹部及四肢肌肉的快速收缩，以固定方式重复出现。咽部可发出异常怪声或粗言秽语。

（3）抽动呈慢性反复过程，有明显波动性，可受意志的暂时控制。

（4）有的患儿还有性格障碍，性情急躁，冲动任性，胆小，注意力不集中，学习成绩不稳定。

（5）实验室检查多无特殊异常，脑电图正常或非特异性异常。智力测试基本正常。

2. 鉴别诊断

（1）风湿性舞蹈病：6 岁以后多见，女孩居多，主要表现为四肢较大幅度的无目的而不规则的舞蹈样动作，常伴有肌力及肌张力减低，并可能伴见其他风湿热症状。

（2）习惯性抽搐：4 ～ 6 岁多见。往往只有一组肌肉抽搐，如眨眼、皱眉、龇牙或咳嗽声。发病前常有某些诱因，一般病情轻，预后好。但本病与抽动障碍并无严格的界限，有些患儿可发展为抽动障碍。

（3）注意缺陷多动障碍：本病以注意力不集中、自我控制差，动作过多、情绪不稳、冲动任性，伴有学习困难，但智力正常或基本正常为主要临床特征。往往有家族史。但抽动障碍与注意缺陷多动障碍并发者亦不少见。

【辨证论治】

1. 辨证要点

（1）辨虚实：本病本虚而标实，风、火、痰、瘀为标，脏腑功能失调为本。病程尚短，抽动频繁有力，发声响亮，伴有烦躁易怒、咽红便干者，多由风盛痰扰肝亢所致，属实。病程较长，抽动较轻，发声低弱，伴有面色无华、倦怠懒言，或潮热盗汗者，多由气阴不足所致，属虚。本病病程较长，常虚实并见，错综复杂，故在不同阶段需根据临床表现准确辨证。

（2）辨脏腑：本病病位以肝为主，兼及心脾肺肾四脏。“肝主风”，抽动为风象，病位在肝无疑。怪象百出，肢体震颤，动摇不止者，病在肝；夜眠多梦，心烦不宁，呼叫抽动者，兼在心；抽动无力，纳少厌食，面黄体瘦，精神不振者，兼在脾；外感引起抽动或加剧，或喉中异声、或兼鼻塞、鼻痒、喷嚏、搐鼻者，兼在肺；抽动秽语，两颧潮红，手足心热，舌红苔光剥者，兼在肾。

2. 治疗原则

本病治疗以平肝息风为基本法则。应根据疾病的不同证候和阶段，分清正虚和邪实的关系，分证论治。痰盛者化痰息风；火盛者清热泻火；脾虚者健脾益气；阴虚者滋阴潜阳。本病来渐去缓，且易反复，往往需要较长时间的药物治疗。树立信心坚持治疗、营造宽松的家庭环境、养成良好的生活习惯是治疗本病的重要条件。为了提高疗效，还可以配合针灸、推拿、感觉统合训练、心理治疗等。

3. 证治分类

（1）肝亢风动

证候 抽动频繁有力，多动难静，面部抽动明显，不时喊叫，声音高亢，任性，自控力差，甚至自伤自残，烦躁易怒，头晕头痛，或胁下胀满，舌质红，苔白或薄黄，脉弦有力。

辨证 本证多由五志过极，或六淫引发，肝气郁结，升发太过，化火生风，致肝亢风动。以起病较急，病程较短，发作频繁，抽动有力，面红耳赤，烦躁易怒，眨眼耸肩，脉弦数等肝阳妄动证候为辨证要点。

治法 平肝潜阳，息风止痉。

方药 天麻钩藤饮加减。常用天麻、钩藤、石决明平肝潜阳、息风止痉；黄芩、栀子清肝泻火；生地黄、白芍清热养阴柔肝；茯神定心安神。

肝气郁滞者，加柴胡、香附以疏肝解郁；头痛头晕者，加川芎、蒺藜、牛膝以平肝止痛、引气血下行；眨眼明显者，加菊花、谷精草、木贼、僵蚕、胆南星清肝热、祛风痰；头部肌肉抽动著者，加葛根、蔓荆子引药上达；肢体抽动明显者，加鸡血藤、木瓜、伸筋草以舒经活络；口角抽动者，加黄连、地龙、白附子清热祛风化痰。

（2）痰热扰神

证候 抽动有力，发作频繁，喉中痰鸣，口出异声秽语，偶有眩晕，睡眠多梦，喜食肥甘，烦躁易怒，胸闷呕恶，大便秘结，小便短赤，舌质红，苔黄腻，脉数。

辨证 本证由平素过食肥甘厚味，或外感六淫之后邪从热化，火热炼液成痰，痰热互结，肝火亢盛，引动心火，上扰心神所致。以抽动有力，发作频繁，喉中痰鸣，口出异声秽语，多梦烦躁等痰热扰神证候为辨证要点。

治法 清热化痰，息风安神。

方药 黄连温胆汤加减。常用黄连、竹茹清心火，化痰热；制半夏、胆南星、石菖蒲豁痰开窍；陈皮、茯苓理气健脾渗湿；枳实、瓜蒌理气宽胸化痰。

烦躁易怒者，加钩藤、栀子、夏枯草清肝泻火；大便秘结者，加大黄、芒硝泻腑清热；鼻翼抽动明显者，加辛夷、白芷息风宣窍；喉部异常发声者，加射干、玄参、桔梗宣肺利咽。

（3）气郁化火

证候 抽动有力，发作频繁，皱眉眨眼，张口歪嘴，摇头耸肩，口出异声秽语，好动多梦，口苦喜饮，面红耳赤，烦躁易怒，大便秘结，小便短赤，舌质红，舌苔黄，脉弦数。

辨证 本证多由五志过极，肝气郁结，升发太过，化火生风，里热炽盛，扰动心神，致肝亢风动，心神不宁。以起病较急，病程较短，发作频繁，抽动有力，面红耳赤，烦躁易怒，好动多梦，便秘溲赤，舌红苔黄，脉弦数等肝火炽盛，肝风妄动证候为辨证要点。本证与肝亢风动证较类似，以里热炽盛，伴伤阴表现为鉴别要点。

治法 清肝泻火，息风宁神。

方药 清肝达郁汤加减。常用栀子、菊花、牡丹皮清肝泻火；柴胡、薄荷、青橘叶疏肝解郁；白芍、生地黄清热养阴柔肝；钩藤、蝉蜕平肝息风；琥珀、茯苓宁心安神；甘草调和诸药。

喜怒不定，喉中有痰者，加浙贝母、天竺黄、胆南星清化痰热；肝火旺盛，烦躁目赤者，加龙胆、谷精草、夏枯草清泻肝火；大便秘结者，加虎杖、瓜蒌子通便导滞。若因外感咽红而眨眼加重者，加板蓝根、牛蒡子、山豆根清热利咽。

（4）脾虚痰聚

证候 皱眉眨眼，嘴角抽动，肢体动摇，发作无常，胸闷作咳，喉中声响，面黄体瘦，精神不振，脾气乖戾，夜睡不安，纳谷呆钝，舌质淡，苔白或腻，脉沉滑或沉缓。

辨证 本证多由素体虚弱，或久病大病之后，脾气虚弱，痰湿内生，肝木乘脾而致。以皱眉眨眼，嘴角抽动，肢体动摇，喉响秽语，面黄体瘦，精神不振，胸闷纳少等脾虚痰浊内生，肝风内动症状为辨证要点。

治法 健脾化痰，平肝息风。

方药 十味温胆汤加减。常用党参、茯苓健脾益气；法半夏、陈皮燥湿化痰；枳实顺气消痰；远志、酸枣仁化痰宁心；石决明、钩藤、白芍平肝息风；甘草调和诸药。

痰热甚者，去法半夏，加黄连、瓜蒌皮清化痰热；秽语妄言，性急易怒者，加石菖蒲、远志、郁金豁痰宁心；痰火扰心喊叫者，加青礞石、黄芩、磁石泻火安神；纳少厌食者，加砂仁、焦六神曲、炒麦芽调脾开胃。

（5）脾虚肝亢

证候 努嘴张口，全身肌肉抽动，喉中有痰，时发怪声，经久不愈，常伴腹部抽动，性情急躁，脾气乖戾，注意力不集中，难于静坐，健忘失眠，纳少厌食，体形多瘦弱或虚胖，面黄乏力，舌质淡红，苔白或腻，脉细弦。

辨证 本证多见于平素体质较差，或久病吐泻之后，或病久不愈，脾气虚弱，肝木乘脾而致。以全身及腹部抽动，喉响秽语，胸闷纳少，精神不振，面黄体瘦等症为辨证要点。本证与脾虚痰聚证较类似，以抽动较著、肝阳亢旺为鉴别要点。

治法 缓肝理脾，息风止痉。

方药 异功散合天麻钩藤饮加减。常用党参、茯苓、白术健脾助运；陈皮、半夏燥湿化痰；天麻、钩藤缓肝止痉；龙骨、珍珠母镇静安神；甘草调和诸药。

食欲不振者，加焦山楂，鸡内金、炒麦芽运脾开胃；性情急躁，睡眠不安，加远志、石决明、栀子化痰平肝；异常发声严重者，加石菖蒲、磁石、桔梗豁痰安神。

（6）阴虚风动

证候 摇头耸肩，挤眉眨眼，肢体震颤，口出秽语，形体消瘦，两颧潮红，性情急躁，睡眠不宁，五心烦热，大便干结，舌质红绛，舌苔光剥，脉细数。

辨证 本证病程较长，素体阴亏，情志不舒，化火伤阴，真阴灼伤，致肝肾阴亏，水不涵木，阴虚风动而致病。以震颤抽动，形体消瘦，两颧潮红，五心烦热，舌红绛，苔光剥，脉细数为辨证要点。

治法 滋阴潜阳，柔肝息风。

方药 大定风珠加减。常用龟甲、鳖甲、牡蛎滋阴潜阳；生地黄、阿胶、鸡子黄、麦冬、火麻仁、白芍柔肝息风；甘草调和诸药。

血虚失养者，加何首乌、沙苑子、天麻养血柔肝；心神不宁，惊悸不安者，加茯神、酸枣仁、钩藤养心安神；肺阴受损，金鸣异常，喉发异声者，加桑白皮、地骨皮、木蝴蝶、石斛养阴清热、清肺利咽；肢体抽动明显者，加地龙、乌梢蛇息风止痉。

【其他疗法】

1. 中药成药

（1）礞石滚痰丸：每 100 粒 6g。每服＜ 3 岁 2g、3 ～ 6 岁 4g、＞ 6 岁 6g，1 日 1 次。用于痰热扰神证。

（2）当归龙荟丸：每 100 丸 6g。每服 3 ～ 6 岁 2g、＞ 6 岁 3g，1 日 2 次。用于气郁化火证。

（3）琥珀抱龙丸：每丸 1.8g。每服 1 丸，1 日 2 次；婴儿每服 0.6 丸。开水化服。用于脾虚痰聚证。

（4）六味地黄口服液：每支 10mL。每服＜ 1 岁 3mL，1 日 2 次；1 ～ 3 岁 5mL，1 日 2 次；3 ～ 6 岁 5mL，1 日 3 次；＞ 6 岁 10mL，1 日 2 次。用于阴虚风动证。

2. 推拿疗法

推揉脾土，捣小天心，揉五指节，运内八卦，分阴阳，推上三关，揉涌泉，揉足三里。

3. 针灸疗法

（1）针刺：取穴：百会、四神聪、神庭、上星、头维、印堂、曲池、合谷、阳陵泉、三阴交、太冲穴。眨眼和耸鼻者加攒竹、迎香；口角抽动者加地仓、颊车；喉出怪声者加上廉泉、列缺。以提插捻转法施以平补平泻，得气后留针 30 分钟。隔日 1 次，1 个月为 1 疗程。

（2）耳穴压豆：皮质下、神门、心、肝、肾、脾、脑干。

4. 心理干预疗法

（1）行为矫正疗法：当患儿出现面部及肢体抽动时，立即利用对抗反应来加以控制。同时，让患儿认识到抽动的不良性，并对自身的病情有一个比较正确的认识，积极争取改善。

（2）行为转移法：当患儿一旦出现症状时，立即转移患儿的注意力。

（3）心理支持法：向家长讲解抽动障碍的性质，让家长了解心理治疗的重要性，消除家长对患儿病情的过分焦虑、担心、紧张的心态。注意对患儿的教育方法，以建立起良好的信任关系。提高自信心，消除其自卑心理，解除思想负担。应及时帮助，纠正患儿的不良动作和行为，如迷恋电子产品等。

5. 西医治疗

（1）氟哌啶醇：开始剂量 0.05mg/（kg・d），分 2 ～ 3 次服，5 ～ 7 日后酌情增加至每次 0.1mg/kg，1 日 2 ～ 3 次。副作用多见锥体外系反应，如肌张力不全、震颤等。

（2）硫必利（泰必利）:4 ～ 8mg/(kg・d)，分 2 ～ 3 次服。效果稍差而副作用少。

【防护康复】

1. 预防

（1）孕妇应保持心情愉快，精神安宁，营养均衡，禁烟酒，慎用药物，避免早产、难产及新生儿窒息。

（2）注意防止小儿脑外伤、中毒及中枢神经系统感染。

（3）保证儿童有规律性的生活，培养良好的生活习惯，调摄情志。

（4）注意早期发现小儿的异常表现，及早进行疏导及治疗。

2. 调护

（1）关心体谅患儿，对其行为及学习进行耐心的帮助与训练，要循序渐进，不责骂不体罚，采取赏识教育方法，稍有进步，即给予表扬和鼓励。

（2）训练患儿有规律地生活，起床、吃饭、学习等都要形成规律，不要过于迁就。加强管理，及时疏导，减轻思想负担，防止攻击性、破坏性及危险性行为发生。

（3）保证患儿营养，补充蛋白质、水果及新鲜蔬菜，避免食用有兴奋性和刺激性的饮料和食物。

3. 康复

（1）适当降低对孩子的期望值，避免给予过高的学习压力。

（2）奖惩结合，正常导向，日常管教不宜过于严格，亦不能过于溺爱。

（3）症状较著时，及时用药治疗。

【审思心得】

1. 循经论理

抽动障碍是起病于儿童或青少年时期的一种神经精神障碍性疾病。以不自主、反复、突发、快速、重复、无节律性的一个或多个部位运动抽动和（或）发声抽动为主要特征。

近30年来本病发病率日趋增加，常在7岁前起病，多以频繁眨眼为首发症状，典型发病呈渐进过程，由眼、面部肌肉简单的抽动，可进展到肢体、躯干的抽动，由简单发单音渐至说单词、短语。抽动症状发作高峰在7～15岁，多在精神紧张时加重，入睡后消失。男孩多于女孩，男女比例为3∶1～5∶1。约85%患儿伴有轻中度行为异常，半数左右患儿可同时伴有注意缺陷多动障碍。本病病程一般较长，病情呈波动性，可自行缓解或加重，影响患儿的身心健康，但患儿智力一般不受影响。少数患儿至青春期可自行缓解，有的患儿可延续至成人。

抽动障碍为现代西医病名，根据其抽动的特征，与中医学“慢惊风”的抽搐表现比较相似。《证治准绳·幼科·慢惊风》说：“其瘛疭症状，两肩微耸，两手下垂，时复动摇不已。”根据不自主肌肉抽动的特点，也可归属于中医学“肝风”“瘛疭”“抽搐”范畴。《张氏医通·瘛疭》说：“瘛者筋脉拘急也，疭者筋脉弛纵也，俗谓之抽。”

抽动障碍的病因是多样的，可以分为先天因素和后天因素两大类。先天因素主要有先天禀赋不足、产伤、窒息等，后天因素主要责之感受外邪、情志失调、饮食不节、教养方式不当等。在先天因素基础上，后天调摄护养不当等因素常诱发本病。本病发病与风和痰密切相关，风多为肝风，由肝气抑郁或疏泄太过、肝失所养而致，也可由外风犯肺，肺气失宣，木火刑金，肺气不利，或木叩金鸣，表现为肺风；或由脾虚生痰，痰盛风动，表现为脾风。又有因火而生风者，除因肝亢化火风阳舞动外，还有心火内盛或心之气阴不足，心神失主不能自控动作而抽动不宁；肾阴亏虚，阴不制阳，水不涵木而肝风妄动者。所以，本病病位主要在肝，又与肺、脾、心、肾四脏功能失调相关，病机属性则有实证、虚证之分。

抽动障碍病在五脏，以肝为主，主要病机为风阳妄动、痰浊内蕴。《素问·至真要大论》说："诸风掉眩，皆属于肝。"《小儿药证直诀·肝有风甚》指出："凡病或新或久，皆引肝风，风动而上于头目，目属肝，肝风入于目，上下左右如风吹，不轻不重，儿不能任，故目连劄也。"明确指出"目连劄"为肝风证候。《症因脉治·外感痰症》云："风痰之因，外感风邪，袭入肌表，束其内郁之火，不得发泄，外邪传于内，内外熏蒸，则风痰之症作矣。"肝体阴而用阳，为风木之脏，主藏血，喜条达而主疏泄，其声为呼，其变动为握。小儿肝常有余，神气怯弱，故肝风易动。风为阳邪，易袭阳位，善行而数变，风痰上扰清窍可见眨眼、挤眉、搐鼻、噘嘴等症；风痰痹阻咽喉则有干咯、"吭吭""嗯嗯"等怪声不已；风痰流窜经络则肢体抽搐耸动不宁。心脾两虚，肝肾阴虚，阴不制阳，其风痰为脏腑失调所滋生，蕴于内而发于外，风阳鸱张则抽动，表现为点头、眨眼、面部肌肉抽动、耸肩、注意力不集中等症。痰浊痰火内蕴，心神受扰，则怪声秽语。

2. 证治有道

从以上分析可以看出，抽动障碍的病机有本虚、标实两方面。其本在肝脾心肾四脏气阴亏虚，其标为风火痰盛。风可分为实风与虚风，实风又可分为肝风与肺风、脾风；虚风为肾、心、肝阴虚而风动。火有实火与虚火，实火有肝郁化火、心火内亢；虚火则因阴虚水不制火而生。痰又可分为痰火与痰浊，生痰之源在于脾湿不化或者热炼津液。临证治疗从脏腑辨证入手，以调理脏腑补益气阴、息风豁痰降火潜阳为法则。若患儿以运动障碍为主者，证在肝风妄动，以平肝息风为基本治法；若患儿以发声障碍为主者，证在痰浊内蕴，以豁痰解痉为基本治法。临床当辨别五脏病位、虚实病机分证施治。

根据笔者长期临证经验，自拟治疗本病实证的基本方风宁汤。其药物组成为钩藤 10g，天麻 10g，石菖蒲 10g，茯苓 10g，矾郁金 6g，胆南星 6g，蜈蚣 2g，僵蚕 6g，蒺藜 10g，甘草 3g。方中钩藤、天麻、蒺藜平肝息风；石菖蒲、胆南星豁痰开窍；郁金、茯苓宁心解郁；僵蚕、蜈蚣祛风化痰、息风解痉；甘草缓急制动。诸药合用，息风解痉、豁痰开窍、宁心平肝，俾使风平痉解、肝气自平，痰消窍开、心神自宁，阴阳之气顺，抽动秽语可随之而解。

临床运用时辨明实证再随五脏辨证加减。病在肝，气郁化火者，症见皱眉眨眼，张口歪嘴，摇头耸肩，发作频繁，抽动有力，口出异声秽语，烦躁易怒，面红目赤，舌红苔黄，脉弦数，选加夏枯草、石决明、野菊花、黄芩、龙胆等清肝平肝。病在肝心，心肝火旺者，症见性情急躁，烦闹不安，时作惊惕，选加淡竹叶、灯心草、珍珠、龙齿、生铁落等清心安神；痰蒙心窍者，症见焦虑烦躁，脾气乖戾，坐立不安，皱眉眨眼，喉中痰嘶，秽语胡言，选加石菖蒲、浙贝母、远志、半夏、郁金等豁痰安神。病在肝脾，脾热生风者，症见撮口，噘嘴，不时张口，舌动不宁，舌质红，舌苔薄黄，选加升麻、防风、栀子、藿香、石膏等泻脾消风；症见喉中痰鸣，舌苔白腻者，选加法半夏、陈皮、浙贝母、苍术、莱菔子等燥湿化痰；症见肩膀耸动，四肢掣动者，选加木瓜、伸筋草、地龙、鸡血藤、豨莶草等舒肌柔筋；症见吸腹不止者，选加茯神、远志、地龙、白芍、大腹皮等舒脾解痉。病在肝肺，症见“咯咯”作声，咽喉作痒者，选加蝉蜕、木蝴蝶、射干、牛蒡子、桔梗利咽消风；兼见频繁搐鼻，鼻痒喷嚏者，选加防风、辛夷、苍耳子、蝉蜕、五味子宣肺消风。

抽动障碍属于虚证者亦非少见，其所涉之脏除肝脏之外，常与心、脾、肾有关，其抽动障碍发生以阴虚、气虚为本，阴不制阳、肝风妄动为标。本病虚证属肝肾阴虚者，症见眨眼、蹙眉，一侧或双侧面肌不自主抽动，耸肩，甩头，四肢肌肉不自主抖动，发作可频可疏，抽动少力，可伴多动好动，盗汗恶热，手足心热，唇红喜饮，少寐多梦，大便干，小便黄，舌质红少津，苔薄黄或少苔，脉弦细。治疗以滋阴清热，佐息风止痉为法。方用杞菊地黄丸加减，药用生地黄、山茱萸、山药滋养肝肾；茯苓健脾安神；泽泻宣泄肾浊；牡丹皮清泄相火；枸杞子、菊花清热平肝。随证加减用药：肝阴虚较重者加北沙参、麦冬、当归、五味子滋养肝阴；肾阴虚较重者生地黄改用熟地黄，加龟甲、鳖甲、何首乌补益真阴；抽动较频者加天麻、钩藤、蒺藜息风止痉。虚证属心脾气虚者，症见精神倦怠，面色萎黄或少华，纳呆食少，腹胀便溏，夜寐不安，易惊，注意力不集中，记忆力差，或头晕思睡，眨眼搐鼻歪嘴等动作偶作，治以益心健脾助运，佐以息风化痰，方用归脾汤加减。药用黄芪、党参、白术补脾益气；当归、炒白芍、龙眼肉补血养心柔肝；茯神、远志、酸枣仁宁心安神；木香理气醒脾，又防药物滋腻碍胃；炙甘草、大枣调和脾胃；石菖蒲豁痰化湿；天麻、钩藤、蒺藜平肝息风止痉。痰浊较重者加法半夏、陈皮、胆南星等燥湿化痰；腹胀腹痛者加莱菔子、枳实、郁金等行气消胀；心虚胆怯者加生晒参、龙齿、合欢皮等益气宁心；注意力不集中，记忆力差，睡眠欠佳，加益智仁、莲子、夜交藤养心安神。

现代中药药理研究证实了某些中药对本病有较好的疗效，在运用上述方剂加减治疗基础上，辨证配伍此类药物，能增强疗效，起到辨证与辨病相结合治疗的目的。如钩藤:《本草纲目·钩藤》载:“钩藤手足厥阴药也。足厥阴主风，手厥阴主火。钩藤通心包于肝木，风静火息，则诸证自除。”钩藤为清热平肝、息风止痉主药，现代药理研究表明有镇静、保护脑细胞，解除平滑肌痉挛作用。何首乌现代药理研究发现，制用后补益力较强，补肝肾，益精血，滋阴柔肝止痉，其性温和，不寒不燥，又无腻滞之弊，适用于本病肝肾精血不足者。制何首乌所含的卵磷脂是构成神经组织（特别是脑脊髓）的主要成分之一，也是合成细胞和细胞膜所必需的原料，能够促进脑细胞发育。白芍味苦、酸，微寒，有补血敛阴、柔肝平肝之功效，现代药理研究表明，白芍含白芍素、鞣质、苯甲酸，有镇静、镇痛和较好的解痉作用，可缓解肌肉痉挛。石菖蒲味辛、苦，温，有豁痰开窍，醒神健脑之功效，现代药理研究表明其主要成分为 β－细辛醚、α－细辛醚、挥发油，有镇静、镇痛、抗痉挛及解痉作用。远志味苦、辛，温，有养心安神的功效，与石菖蒲合用可开窍安神，现代药理研究证实有镇静、抗惊厥作用，强身益智功能。

本病除了中药汤剂治疗外，针灸治疗也有较好的疗效，临床可以配合使用，还可采用中成药、推拿、心理疗法多种疗法综合治疗。精神情志失调常导致本病的复发或症状加重，故需重视患儿的精神卫生，指导家长做好心理护理，营造和谐宽松的环境，减轻患儿生活、学习等方面的压力，关怀和爱护患儿，使其保持心情愉快。在日常生活中多给予安慰和鼓励，理解儿童，避免不必要的责骂或体罚。亲子共同努力，培养良好的生活、学习习惯。饮食以清淡、易消化为原则，不进食容易引起兴奋和刺激性的食物。尽量控制和减少电子产品的使用，不看紧张、惊险、刺激的影视节目，不宜长时间看电视、玩电脑和手机游戏。

第十四章 水疝

【概述】

水疝是指阴囊内睾丸鞘膜水液积聚所引起的阴囊肿大的病症，其特点是阴囊无痛无热、皮色正常、内有囊性感的卵圆形肿物。水疝可分为先天性水疝与继发性水疝两种，前者多见于婴儿，后者多见于成人。

疝的病名最早见于《黄帝内经》。《素问・长刺节论》曰："病在少腹，腹痛不得大小便，病名曰疝。"《灵枢・刺节真邪》说："饮食不节，喜怒不时，津液内溢，乃下留于睾，血道不通，日大不休，俯仰不便，趋翔不能。"指出了水疝的病因病机。《儒门事亲・疝本肝经宜通勿塞状十九》说："水疝，其状肾囊肿痛，阴汗时出，或囊肿而状如水晶，或囊痒而燥出黄水，或少腹中按之作水声。"提出了水疝病名和症状，被沿用至今。《婴童百问・阴肿疝气第八十六问》谓："又有疝气名偏坠，急宜下药，小儿生下亦有如此者，不疼不痛，此皆不须攻击，不治而自愈。"其所论偏坠应包括先天性水疝在内。水疝相关的病因病机和治法的记载也较丰富，如《医方考・七疝门第五十九》说："肾气虚，则湿胜而流坎者势也，故令肾囊肿大如水晶。"《医方集解・利湿之剂・羌活胜湿汤》云："本方除川芎，加黄芪、当归、苍术、升麻，名升阳除湿汤。治水疝肿大，阴汗不绝。"

根据本病临床表现及特点，相当于西医的睾丸鞘膜积液或精索鞘膜积液。本病一般预后良好，婴儿型有的2岁以前可以自愈，但部分严重患儿鞘膜积液压迫睾丸，可影响睾丸发育，需要手术治疗。

【病因病机】

本病多因脏腑功能失调，经脉不疏，水湿下流集注于阴囊内而致，病位在肝，与脾肾关系密切。

1. 禀赋不足

早产、孕母体弱等导致胎禀不足，脾肾亏虚，水液代谢失调，气化不足，水液下聚于阴囊。

2. 寒湿留着

平素过食生冷，久坐湿地，或冒风雨，或常戏水涉水，感受寒湿，气化失司，水液下注于阴囊。

3. 脾虚失运

小儿脾常不足，饮食不节，损伤脾胃，或素体脾虚，运化失司，水湿停聚，下注于阴囊。

4. 脉络不通

外伤跌仆，或他病致血瘀，阴囊脉络水道不畅，水液留着，阴囊肿大而致。

其他如肝气郁结，气机疏泄不畅，水液代谢失调，或湿热蕴阻中焦，下注阴囊，亦可导致本病。

【临床诊断】

1. 诊断要点

（1）水疝多数为单侧性。表现为阴囊肿大，偏坠一侧，触之阴囊内有光滑的肿物，多数为卵圆形，肿胀严重时，阴囊光亮如水晶，坠胀不适。

（2）先天性水疝在平卧时挤压积液，可使之逐渐缩小甚至消失。

（3）原发性水疝的阴囊皮肤正常，积液张力较大。继发性水疝积液张力不大，比较柔软。外伤引起者，有明显的外伤史，伴有睾丸肿痛。

（4）透光试验阳性：即在暗室内阴囊的下面用电筒的光线直射，如阴囊里面所含是液体则透光，否则不透光。

（5）超声检查：可以确定水疝积液量的多少。

2. 鉴别诊断

（1）狐疝：与水疝都可出现阴囊时大时小，或随体位变化而时有时无的肿块。但狐疝的肿物透光试验阴性，肿块部在咳嗽时有冲击感，有时可听到肠蠕动音。

（2）睾丸肿瘤：睾丸肿瘤无疼痛，形状可似睾丸鞘膜积液，但睾丸肿瘤有肿物持续增长的病史，肿物较沉重，触之硬实，透光试验阴性。

【辨证论治】

1. 辨证要点

（1）辨虚实：早产儿，面色少华，畏寒，流涎，纳呆食少，小便清长，便溏，阴囊发凉，或伴五迟五软者，属虚证；扪及肿块，疼痛，阴囊潮湿而热，小便黄短，舌质红，苔黄腻，脉滑者，属实证。

（2）辨病邪性质：站立、哭叫时肿块增大，平卧时肿物缩小，阴囊光亮如水晶，伴五迟五软者，属肾虚；阴囊潮湿而热，舌质红，苔黄腻者，为肝经湿热；阴囊肿胀发凉，面色少华，便溏者，多为寒湿阻络；阴囊触及肿块，疼痛，不透光，舌暗者，为瘀阻肝经。

2. 治疗原则

"阳化气，阴成形。"本病以本虚标实为主，本为脾肾亏虚、标为水湿停积。治疗法则以调理脏腑，化气利水为要。肾气亏虚，气化失职，治以温肾化气，通络利水为主；脾虚寒湿下注，治以温脾散寒，化气利水；湿热下注者，治以清热利湿；瘀血阻络者则治以化瘀通络利水。

3. 证治分类

（1）肾气亏虚

证候　站立、哭叫时肿块增大，平卧时肿物缩小，肿物过大时，阴囊发凉、光亮如水晶，舌质淡，苔薄白，脉细滑。

辨证　本证由早产、孕母体弱，胎禀不足，肾气亏虚，气化不足，阴部肝络不畅，水液积聚而发病。以阴囊发凉肿胀光亮，站立、哭叫时肿块增大，平卧时肿物缩小为辨证要点。多见于婴幼儿，常生后不久即出现。

治法　温肾通阳，化气行水。

方药　济生肾气丸加减。常用熟地黄、山茱萸、山药补肾填精；牡丹皮泻相火；茯苓、泽泻、车前子利水渗湿；肉桂、附子温阳化气；牛膝益肾活血通经利水。

纳呆、食少、便溏者，去牡丹皮，加炒白术、陈皮、党参健脾益气；伴五迟五软者，肉桂易为桂枝，加补骨脂、核桃仁补肾温阳化气。

（2）脾虚失运

证候 阴囊肿胀不温，久则皮肤增厚，食少纳呆，面色少华，神疲乏力，便溏，或小便清长，舌质淡，苔薄白，脉弱。

辨证 本证由于小儿脾虚，饮食不节，损伤脾胃，或疾病损伤脾胃，脾虚失运，阴囊肝络不利，水液停聚而起。以阴囊肿胀不温，食少纳呆，神疲便溏为辨证要点。

治法 健脾温阳，化气行水。

方药 苓桂术甘汤加味。常用茯苓、炒白术健脾化湿；桂枝、生姜皮温阳化气；猪苓、泽泻利水渗湿；路路通利水通络。

脾虚较著者，加黄芪、党参健脾益气；嗳气、脘闷、苔厚腻者，加苍术、厚朴、焦山楂、炒麦芽化湿消食。

（3）湿热下注

证候 阴囊肿胀，潮湿而热，或有睾丸肿痛，嗳腐吞酸，小便黄短，舌质红，苔黄腻，脉滑数。

辨证 本证由饮食不节，过食肥甘厚味，或感受湿热之邪，湿热蕴阻中焦，气机升降失调，肝络不利，湿热下注阴囊而致。以阴囊肿胀，潮湿而热，或有睾丸肿痛，苔黄腻等症为辨证要点。

治法 清利湿热，通络利水。

方药 大分清饮加减。常用泽泻、茯苓、猪苓、车前子利水渗湿；木通、栀子、黄柏、牡丹皮清热利湿通络；枳壳理气止痛；荔枝草、通草利水通络。

纳呆脘闷者，加茵陈、厚朴、豆蔻清热化湿和中；大便干结者，加虎杖、瓜蒌子清热通便；急躁易怒者，加钩藤、白芍清肝柔肝。

（4）瘀血阻络

证候 阴囊肿胀，能触及肿块，伴有触痛，舌质紫暗，或见瘀点瘀斑，舌苔薄，脉细涩。

辨证 本证常有跌仆损伤史、手术史，或他病致肝经气滞血瘀史，瘀血阻络，肝络不畅，血瘀水停于阴囊而起。以阴囊肿胀，能触到肿块，伴触痛，舌质暗等症为辨证要点。

治法 化瘀通络，行气利水。

方药　少腹逐瘀汤加减。常用延胡索、川芎、五灵脂、赤芍、牡丹皮、橘核疏肝活血化瘀通络；小茴香、干姜、乌药、桂枝温经化气行水。

体弱者，加黄芪、党参、白术益气以助活血；疝囊有波动感，加牛膝、泽兰、荔枝草活血利水。

【其他疗法】

1. 中药成药

（1）济生肾气丸：小蜜丸，每45粒重9g。每服6月～1岁3g，1日2次；1～3岁3g，1日3次；3～6岁4.5g，1日3次。用于肾气亏虚证。

（2）补中益气颗粒：每袋3g。每服6月～1岁1g、1～3岁2g、3～6岁3g，1日2次。用于脾虚失运证。

（3）血府逐瘀口服液：每支10mL。每服＜3岁5mL，1日3次；3～6岁10mL，1日2次；＞6岁10mL，1日3次。用于瘀血阻络证。

2. 外治疗法

苏叶桔矾煎：苏叶、蝉蜕各15g，枯矾、五倍子各10g。上药用纱布包，水煎10分钟，将药液倒入盆内，趁热先熏后洗，至微温时将阴囊放入药液中浸泡。1日2次，每次10～30分钟。

【防护康复】

1. 预防

（1）孕母做好调摄措施，慎防损伤胎气，预防早产。

（2）注意护养方法，不宜过食生冷冰冻之品，以免损伤脾胃。

2. 调护

（1）避免患儿过度哭闹叫喊，适当安抚，以免加重。

（2）保持心情舒畅，生活规律。

（3）消除患儿和/或家长的恐惧心理。

3. 康复

（1）注意休息，合理饮食。

（2）加强护养，预防感冒。

（3）临床痊愈后，宜继续调理增强体质，预防复发。

【审思心得】

1. 循经论理

水疝是指阴囊内睾丸、精索鞘膜水液积聚所引起阴囊肿大的一种病症，其特点是阴囊无痛无热、皮色正常、内有囊性感的卵圆形肿物。本病西医称为鞘膜积液。小者无不适感，较大者自觉下坠，过大时则状如水晶，行动不便，不能自诉不适的小儿常表现为烦躁。若积液过多，可能压迫睾丸，对睾丸发育造成障碍，甚至影响生育。先天性鞘膜积液小儿多见于早产儿，2 岁内可能自愈，若积液不严重，以观察为主。西医对本病多采用外科手术治疗，中医药治疗则可能不手术而治愈，受到家长欢迎。

中医对水疝认识较早，相关记载丰富。在《黄帝内经》就有疝的病名，并有水疝病因病机的论述。《儒门事亲》有水疝最早的病名记载，并详细描述了其特点。《婴童百问》指出了小儿先天性水疝的特点，并认识到其自限性。水疝的治法也较丰富，《医方集解》记载了用羌活胜湿汤加减治疗水疝的方法，《外科正宗》提出了水疝的外科治疗与内服药物治疗方法。

小儿水疝的病因常责之先天禀赋不足、后天失养。病理机制为各种原因致下焦水液代谢失常，水液积聚于阴囊。肾主前后二阴，阴囊又称之为肾囊，足厥阴肝经“循股阴，入毛中，过阴器，抵少腹”（《灵枢·经脉》），故本病发生与肝肾二经关系最为密切。小儿脾肾常不足，脾主运化，若脾失健运，则水液停滞；肾主气化，肾阳不足，水液失于蒸化而潴留。水又为阴邪，性重浊趋下，易袭阴位，水液流注积聚于阴囊则发为水疝。水疝水液积而难消，又与阴部肝络不畅有关。先天者，由小儿早产、孕母体弱，先天禀赋不足，脾运化水湿和肾气化水液功能不足，水液趋下，流注于阴囊而肿胀，常生后不久即发现；后天者，常由饮食不节，损伤脾胃，脾虚失运，水液代谢失司，水液停滞，或久病大病，损伤脾肾，水液代谢障碍，趋下积聚于阴囊而出现肿胀。先天者多责之肾虚，后天者多责之脾虚，而水湿停积于阴囊又与肝脉不畅有关。病性属本虚标实，本为脾肾两虚，标为水液积聚。

2. 证治有道

本病治疗以调理脏腑，利水消肿为主要原则。临证治疗视病程长短、标本之孰轻孰重而有所侧重。起病急，肿胀甚者，先通利其水，导邪外出，解除其肿胀之苦，通利同时，常兼以健脾助运，断其水源；病情向愈，水邪已衰，肿胀显著减轻，应以健脾益气以培本，兼以利水通络，不可一味通利，反伤正气而使水液失运，导致病情反复。中气虚弱者兼以补中益气、肾阳不足者兼以温阳化气为法，澄其水源，继清余邪；水邪已去，阴囊肿胀已消，宜予固本，补益脾气，助其运化，或佐以益肾，以防其反复。

临证具体治疗，可按先天起病和后天起病两类分治之。先天起病者，多有早产史，出生后不久即发现，一般能随着生长发育吸收消失，可不用急于治疗，若至2岁仍未吸收，则多难以自愈，应予积极治疗。因其出生之后即发病，迁延日久不愈，故责之先天禀赋不足，治疗以补益肾气，化气利水为主，合以健脾助运培养后天之本，以资先天。方用六味地黄丸、济生肾气丸加减。常用药物：熟地黄、山茱萸、山药、泽泻、牡丹皮、茯苓、路路通、桂枝。方中熟地黄补血滋阴，益精填髓；山茱萸补益肝肾，又能通利九窍，流通血脉；山药补益脾肾；泽泻利水除湿；牡丹皮活血通利肝经；茯苓健脾渗湿；路路通利水通经络；桂枝温阳化气。诸药同用，共奏益肾填精，通络利水之功，补而不腻，补泻兼施，以冀肾气充而澄源固本，通利同用消其水湿，阴囊肿胀得消。加减：兼肾阳虚者，症见面色无华，或发育相对迟缓，怕冷，舌淡者，酌加补骨脂、附子、干姜温阳散寒化气；兼脾虚者，症见食少纳呆，神疲乏力，嗳气腹胀，苔厚腻，酌加白术、党参、焦六神曲、厚朴健脾助运；兼脾胃湿热者，症见纳呆，腹胀，口气臭，溲黄，苔黄腻，酌加苍术、茵陈、槟榔、车前草清热利湿；兼肝气郁滞者，疝肿胀痛，加橘核、荔枝核疏肝行气散结。兼肺气不足者，症见易罹外感，面色少华，自汗，恶风，可合玉屏风散加减。先天性水疝者，取效较慢，不可操之过急，中药汤剂调治取效后，可用糖浆法缓图之。

后天起病者，多由体弱多病、久咳久喘等，损伤脾胃，水液运化失司，趋下流注于阴囊。治疗以健脾益气，通阳利水为法，方用苓桂术甘汤、补中益气汤加减。常用药：黄芪、党参、白术、茯苓、泽泻、车前子、桂枝、小茴香、路路通、柴胡、炙甘草。黄芪补中气，升阳利水；党参、炙甘草健脾益气；白术、茯苓健脾渗湿；

泽泻、车前子利水渗湿；桂枝、小茴香通阳化气；路路通利水通络，柴胡升阳举陷。诸药共奏健脾益气以澄源固本而塞流，通阳利水渗湿祛其水邪而消肿。

加减法：兼肾虚者，症见发育相对迟缓，畏寒，面色少华，或伴遗尿，酌加补骨脂、山茱萸补肾温阳；兼脾胃虚寒者，症见食少便溏，干呕，时胀痛，舌淡胖，舌苔白，酌加连皮姜、豆蔻、厚朴暖脾祛寒；兼肺气虚者，症见平素易咳常嚏，多感冒，面色少华，自汗，恶风，加防风、煅龙骨、煅牡蛎祛风固表；兼咳嗽、鼻塞、喷嚏者，加桔梗、辛夷、桑白皮宣肃肺气以起提壶揭盖之功。后天者，尤其起病不久者，常能较快取效。阴囊水退肿消后，应予补中益气汤、玉屏风散等方加减，继予调理体质，防其反复。亦可用上述中成药口服。

中药外治法，如中药熏洗、中药细末温水调敷患处等方法，均可以配合使用，特别适用于服药困难的小儿。

主要参考文献

[1] 汪受传．动物药治疗小儿癫痫的临床体会 [J]．中国农村医学，1997，25（7）：424.

[2] 张月萍，杜永平．汪受传教授治疗小儿癫痫经验介绍 [J]．贵阳中医学院学报，1999，21（2）：6-7.

[3] 汪受传．小儿癫痫从痰、惊、风论治体会 [J]．新加坡中医杂志，2004，（18）：16-17.

[4] 汪受传．活用草、虫、石治疗小儿癫痫 [J]．江苏中医药，2007，39（9）：4-5.

[5] 杜丽娜，戴启刚，汪受传，等．汪受传运用熄风豁痰开窍法治疗小儿癫痫经验 [J]．中医杂志，2013，54（6）：470-472.

[6] 李涛，汪受传．汪受传教授治疗小儿癫痫经验 [J]．中医杂志，2013，54（17）：1458-1460.

[7] 袁丹，汪受传．汪受传治疗小儿癫痫经验 [J]．中国中医基础医学杂志，2015，21（12）：1582，1585.

[8] 谢辉辉，贺丽丽，汪受传，等．汪受传教授治疗儿童癫痫用药规律分析 [J]．中医儿科杂志，2017，13（5）：10-15.

[9] 王昕泰．汪受传从五脏伏风论治小儿癫痫经验 [J]．中医杂志，2017，58（11）：916-918.

[10] 聂黎行，戴忠，姚令文，等．对《中华人民共和国药典》2015 年版朱砂及其制剂标准的分析和探讨 [J]．中国新药杂志，2017，26（19）：2251-2260.

[11] 汪受传．汪受传儿科医案・癫痫 [M]．北京：中国中医药出版社，2020.

[12] 汪受传．汪受传儿科学术思想与临证经验 [M]．北京：人民卫生出版社，2014：133-136.

[13] 汪受传．江育仁辨治小儿急惊风经验 [J]．中国医药学报，1986，1（2）：101-103.

[14] 陈慧，汪受传．从“热痰惊风”辨治小儿热性惊厥 [J]．南京中医药大学学报，2021，37（2）:290-293.

[15] 南京中医学院附属医院．运用中医黄疸理论对小儿传染性肝炎的认识和治疗 [J]．中医杂志，1959，（8）：15-18.

[16] 汪受传. 汪受传儿科医案・黄疸 [M]. 北京：中国中医药出版社，2020：172−173.

[17] 汪受传. 中华医学百科全书・中医儿科学・痹病 [M]. 北京：中国协和医科大学出版社，2017：199−201.

[18] 汪受传. 汪受传儿科医案・小儿中风 [M]. 北京：中国中医药出版社，2020：182−184.

[19] 汪受传. 中医药学高级丛书・中医儿科学・痿病 [M]. 2 版. 北京：人民卫生出版社，2011：854−863.

[20] 陈四文，邓吉华，汪受传. 小儿脑性瘫痪的国内研究现状 [J]. 中国康复，2002，17（4）：241−243.

[21] 马丙祥，雷爽，郑宏，等. 脑性瘫痪中医辨证分型调查结果分析 [J]. 中华中医药杂志，2013，28（12）：3545−3547.

[22] 汪受传. 解毒活血消痈法治愈小儿肝痈一例 [J]. 新疆中医药，1987，（2）：59.

[23] 汪受传. 汪受传儿科医案・胰腺炎 [M]. 北京：中国中医药出版社，2020：197−198.

[24] 汪受传. 中医药学高级丛书・中医儿科学・急性胰腺炎 [M]. 2 版. 北京：人民卫生出版社，2011：894−902.

[25] 汪受传. 中医药学高级丛书・中医儿科学・急性胆囊炎 [M]. 2 版. 北京：人民卫生出版社，2011：889−894.

[26] 汪受传. 中医药学高级丛书・中医儿科学・肝豆状核变性 [M]. 2 版. 北京：人民卫生出版社，2011：903−909.

[27] 汪受传. 汪受传儿科医案・眩晕 [M]. 北京：中国中医药出版社，2020：180−182.

[28] 汪受传. 中医药学高级丛书・中医儿科学・胁痛 [M]. 2 版. 北京：人民卫生出版社，2011：873−881.

[29] 王文革，孟宪军，汪受传. 汪受传治疗小儿多发性抽动症的经验 [J]. 辽宁中医杂志，2004，31（3）：181−182.

[30] 张永春，汪受传. 汪受传从风痰论治儿童多发性抽动症经验 [J]. 中华中医药杂志，2010，25（4）：549−550.

[31] 汪受传. 汪受传儿科求新 [M]. 北京：中国中医药出版社，2020：138−142.

[32] 樊惠子，刘莉，汪受传. 汪受传教授从足三阴经辨证论治小儿水疝临证经验 [J]. 浙江中医药大学学报，2021，45（9）:994−997.

[33] 汪受传. 汪受传儿科医案・水疝 [M]. 北京：中国中医药出版社，2020：198−202.